JN096254

再発・悪化を防ぐ安心ガイドシリーズ

手術後・退院後のベストパートナー

リンパ浮腫

病後のセルフケアと運動

廣田　彰男 監修・著
医療法人社団 広田内科クリニック理事長

高倉　保幸 著（運動指導）
埼玉医科大学保健医療学部理学療法学科教授

法研

はじめに

　コロナ禍による緊急事態宣言。この本がみなさまのお手元に届くころはどのような状況にあるか何ともわかりませんが、少なくとも完全に忘れ去られてはいないでしょう。これまでの価値観や生活様式が大きく変わる大変な出来事です。あのころは大変だったね、と穏やかに振り返ることができる日が来ることを願って止みません。

　Stay Home、不要不急の外出は控えるように要請されています。私のクリニックでも多くの方がご来院をためらっておられます。病院に行けないから治療ができない、とも思いがちです。

　ですが、幸いリンパ浮腫の治療はセルフケアが中心です。リンパ浮腫の多くの方ががんの術後であり、そちらの治療や経過観察がまず優先であり、リンパ浮腫は必要最小限の治療としてのセルフケアが中心です。

　その基本は、無理をしないことや体重のコントロール等の日常生活の注意であり、もう少し積極的に行うものが、運動療法やシンプルリンパドレナージともいえます。本書は、ちょうどそのような内容を中心として述べています。自宅で、自分でどのように対応するか、です。

　リンパ浮腫の治療は医療機関に頻回に通って、最新医学の進歩の恩恵を受けて、精一杯アクティブに行うものではありません。あくまで、自分で、できるだけ負担を少なく、根気よく継続するものです。その意味では、現在のような状況でも十分に行えます。

　リンパ浮腫は残念ながら完治しませんが、日ごろの注意と必要に応じた最小限の対応で、日常生活上大きな支障がないように、良い状態を維持することが治療目標ともいえます。ご自分で維持できないようなら、いったん医療機関のお世話になるのもよいでしょう。

　本書を、みなさまのリンパ浮腫治療としてのセルフケアのお手伝いとしていただだければ幸いです。
　２０２０年５月

医療法人社団　広田内科クリニック理事長　廣田彰男

本邦では、2008年になってようやくリンパ浮腫に対する診療の一部を医療保険で行うことができるようになりました。また、そのような国の動きに伴い、医療職を対象としたリンパ浮腫の診療に関する研修会が、関係する医療関係の学協会の協力によって開催されるようになりました。2017年に行った厚生労働省の調査では、全国でがん診療を積極的に行っている434病院の中で約半数の197病院でリンパ浮腫診療が行われていることが明らかになりました。非常にめざましい進歩ではありますが、一方ではリンパ浮腫の発症が危惧される患者さんは年間に10万人程度いるともいわれ、リンパ浮腫の発症に最も関連の深いがん診療を積極的に行っている病院の約半数ではリンパ浮腫の診療が行われていないことが明らかになり、リンパ浮腫診療が行われている病院でもリンパ浮腫を専門にする医療者が少なく、十分な対応ができていないといった声がまだまだ多く聞かれます。

　このような現状では、自分自身で自らの身を守ることが重要です。幸いにも、リンパ浮腫の対策は薬や手術といった治療よりも、リンパ浮腫を引き起こさないように、引き起こした後は増悪させないようにといった管理が重要になります。そして、その管理では圧迫や日常生活の注意、運動など、自分でできることが多くあります。特に、運動は直接的に浮腫を軽減する効果があるほか、循環を良くすることで浮腫を起こしにくくする体質改善の効果、浮腫を引き起こすリスクとして知られる肥満を予防したりするなど、多くの効果が期待されています。

　最後になりましたが、全体の執筆と監修を務めた廣田先生に感謝の意を表します。本邦でリンパ浮腫の保険診療が行われていなかった時代に、これではいけないと自ら大学病院を辞めてリンパ浮腫を専門にするクリニックを始めたこの分野における先駆者であり、今もなおリンパ浮腫の診療を続けるリンパ浮腫診療における本邦の第一人者です。その廣田先生が、患者さんのためにと書かれた書籍の一端をお任せいただくことを非常に光栄に感じています。微力ではありますが、廣田先生とともに執筆した本書が、リンパ浮腫を心配する皆さまに少しでもお役に立つことを願っています。

２０２０年５月　　　　　　　　　　埼玉医科大学教授　　高倉保幸

3

第3章
リンパ浮腫の基本的な知識

●リンパ浮腫とは

第4章
リンパ浮腫を予防する
生活ガイド

●日常生活での予防

第5章
リンパ浮腫を改善する
セルフケア

●**本書の特長**
　リンパ浮腫の改善に役立つ保存的治療としては、患肢のむくみを減らす「リンパドレナージ」、リンパ管の動きを活発化させる「運動療法」、そして、「弾性着衣による圧迫療法」が挙げられます。本書では、第2章で、自分で行える「シンプルリンパドレナージ」「運動療法」、そして難易度が高いとされる「弾性着衣の着け方」をカラー写真でわかりやすく紹介しています。
　第3章ではリンパ浮腫とはどのような病気なのか、基本的な知識を解説しています。さらに、第4章では、第2章の保存的治療とともに重要な患肢の挙上、スキンケアなど生活上の予防ガイドを、イラスト中心に紹介しています。第5章ではセルフケアや弾性着衣による圧迫療法の効果などをテーマにしているほか、保険適用になる弾性着衣などの申請方法を記述しています。最後に、リンパ浮腫と上手につき合う3人の女性に登場いただいています。

第1章

リンパ浮腫で
悩まれる
患者さんへ

がんの後遺症で多いリンパ浮腫

乳がんや婦人科がんなどでリンパ節の郭清（かくせい）を行うと、リンパ液の流れの障害により、腕や脚がむくむリンパ浮腫が発生することがあります。

●乳がんや婦人科がんの術後に起こりやすい後遺症

　リンパ浮腫は、乳がんや子宮がん・卵巣がんなどの婦人科がんの術後に発症することの多い後遺症として知られています。これは、がん手術時に、乳がんでは腋窩（えきか）、婦人科がんでは鼠径（そけい）周辺のリンパ節を郭清（かくせい）することによるリンパ液の流れの障害により、腕や脚にリンパ液が貯留（ちょりゅう）してむくんでしまった状態です。

　リンパ節を切除してもその横にはバイパスができるので、多くの方は目に見えてリンパが貯留することはありません。ちょうど交通事故が起きても脇道を通って渋滞が解消されるのと同じです。そのため、乳腺外科医や婦人科医はリンパ節を切除しても大丈夫と判断して手術するともいえます。

　「がん」という大きな疾患を治療するためには、いたし方ないことかもしれません。しかし、そのバイパスが十分にできないと、むくみが発症することになり、これを「リンパ浮腫」といいます。このバイパスはすべての方でできていますが、その程度はさまざまです。ただし、どの程度かを、臨床的に簡便な検査で、正確な数値で示すことはできません。

●リンパ浮腫に有効な複合的理学療法

　リンパ浮腫の保存的治療は、このバイパスを最大限活かすようにする方法です。もともと、ほとんどの方がむくまない程度のバイパスができるわけですから、もう少しうまく働かせてあげると何とかなるのではないか、と考えることもできるわけです。

　リンパ浮腫の保存的治療は複合的理学療法として知られています。これは、患肢からむくみを減らす「リンパドレナージ」、リンパドレナージをしなくても体を動かすことでリンパ管の動きを活発化させる「運動療法」、

10

いったん患肢からむくみを排除した後で再び患肢にむくみが戻ってこないように患肢を押さえつけておく「弾性着衣」、そして、リンパ浮腫の患肢に合併しやすい蜂窩織炎の発症を予防するための「患肢皮膚の清潔・保護」が４つの大きな柱で「複合的理学療法」と呼ばれています。日本ではさらに患肢を安静・挙上しておくなどの「日常生活上の注意」を加えて「複合的治療」と言います。

●複合的理学療法

リンパドレナージ

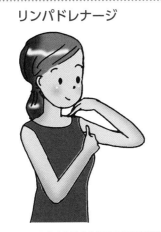

運動療法

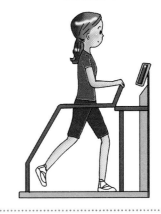

弾性着衣
(弾性スリーブ・弾性ストッキング)

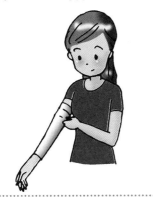

皮膚の清潔・保護

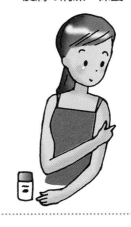

11

第1章 リンパ浮腫で悩まれる患者さんへ

第2章 リンパドレナージ・運動・弾性着衣

第3章 リンパ浮腫の基本的な知識

第4章 リンパ浮腫を予防する生活ガイド

第5章 リンパ浮腫を改善するセルフケア

事例 わたしが病後に気をつけていること

リンパ浮腫予防のポイントはセルフケア

リンパ浮腫は長くつき合うことも多く、医療機関で治療を受けるとともに自身で行う運動療法などのセルフケアが予防・改善のポイントになります。

●溜まったむくみは翌日まで残さない

　複合的理学療法は、リンパ浮腫が発症した場合に行われる治療法と考えてよいと思います。患肢に溜まったむくみをいかにうまく効率よく減らして、それを維持するか、という考えです。

　まだむくみが溜まっていない予防の時期には、複合的理学療法はそのまま適応にはなりません。術後リンパ節を切除したあとでは、多かれ少なかれリンパ管の働きは低下しているので、皮下にタンパクと水分が溜まり始めます。長く留っていると、徐々に皮下組織は変性して元の状態に戻れなくなります。したがって、予防では、皮下組織が変性する前に、早めにむくみを取ってしまうことを目標とします。

　具体的には、活動していて**溜まったむくみを翌朝までにいったん取ってしまうことが大切です。**翌日までむくみ（疲れ）を残さないことです。そのためには、まず大事なのは一晩ゆっくり休むことです。それでむくみ（疲れ）が取れると大丈夫ということになります。それでも取れなかったら、運動療法やリンパドレナージなどで回復を早めるように努力します。

●予防における弾性着衣の着用は奨められない

　ゆっくり休息することと運動療法は自分でできる、いわゆるセルフケアになります。リンパドレナージには自分で行うシンプルリンパドレナージもありますが、より積極的に専門の技術を身につけた医療者に施術してもらう医療用リンパドレナージもあります。施行してもらえる医療機関が身近にない場合は、いわゆるマッサージ機器を利用する場合もあります。

　さらに弾性着衣（弾性スリーブ・ストッキング）などを早めに着用することも考慮されますが、いわゆるガイドライン（クリニカルパス）では予

防における着用はあえて奨められていません。**特に腕における弾性スリーブは下手に着用すると手の甲がむくんだりします。**脚の場合は、健康な方が着用するような意味合いで使用すると手助けになるかもしれません。

　最近、外科手術（リンパ管静脈吻合術）が盛んになってきて早い時期に奨められることもあるようですが、国際的にはまだ認められた方法ではありません。最終的にはご自分のご判断になります。

●日常的なセルフケアのポイント

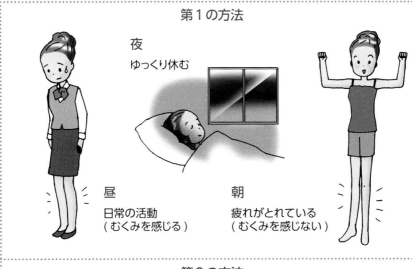

第1の方法

夜
ゆっくり休む

昼
日常の活動
（むくみを感じる）

朝
疲れがとれている
（むくみを感じない）

第2の方法
（むくみが残っていたら）

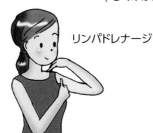

リンパドレナージ

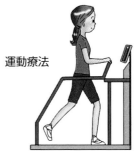

運動療法

第1章 リンパ浮腫で悩まれる患者さんへ

第2章 リンパドレナージ・運動・弾性着衣

第3章 リンパ浮腫の基本的な知識

第4章 リンパ浮腫を予防する生活ガイド

第5章 リンパ浮腫を改善するセルフケア

事例 わたしが病後に気をつけていること

心がけたい「運動」「体重管理」「スキンケア」

習慣的に行う「運動療法」、ベストの体重を維持する「体重管理」、皮膚の炎症を予防する「スキンケア」がセルフケアのポイント。

●術後は体重が増えやすく、肥満はリンパ浮腫の原因になりやすい

　リンパ浮腫の治療でもっとも基本となることは体重の管理です。術後にはさまざまな要因で体重が増えることが多く、それをきっかけにリンパ浮腫が発症したり、増悪したりします。これは皮下の脂肪がリンパの流れを阻害するためで、高度になると脂肪の塊（セルライトとも呼ばれます）がリンパ管を圧迫してしまいます。

　標準体重ならよいかというとそうではなく、肥満でなくても体重が増えた分だけリンパ浮腫には影響します。ただし、やせればやせるほどよいかというと、もちろんそうではありません。体調とのバランスで、ご自分のベスト体重を基準にコントロールすることが大切です。体重が増えた結果むくみが増えたようでしたら、体調に影響しない範囲で少し注意してみます。あくまで、体調が優先いたします。

●運動療法は自分でできる有効な予防・改善方法

　運動療法はセルフケアとしてできる、大変重要な対処法です。つい、他人にやってもらう医療用リンパドレナージのほうが治療らしく感じてしまいますが、本当は自分で行う運動療法が優先します。リンパは体をうまく動かすことで流れるようにできているからです。それでも不十分ならリンパドレナージをしてもらおうか、と考えるとよいと思います。運動療法については、本文中に詳しく書かれています。

●浮腫により皮膚に炎症が起きやすいのでセルフケアが大事

　このような一連のむくみを予防もしくは軽減させる方法とは別に、スキンケアも大切です。リンパ管は皮下組織内の細菌などの異物を処理する働

14

きがありますが、リンパ浮腫ではその機能が低下していますので、細菌感染に弱くて炎症（蜂窩織炎）などを起こしやすくなっています。また、皮下組織にタンパクなどが貯留し変性を起こしてくるために、皮膚が硬く乾燥しやすくなっています。そのため、**皮膚の保湿、傷やケガをしないなどの注意が必要となります。** 目に見える外傷がなくても過労により抵抗力が弱まっているときなど、何気なく炎症を起こしてしまうこともあるので、過労を避け、無理をしないことが大切です。

●リンパ浮腫の危険因子とセルフケア

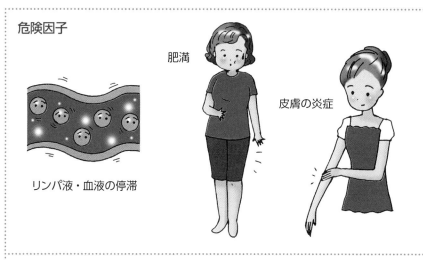

危険因子

リンパ液・血液の停滞

肥満

皮膚の炎症

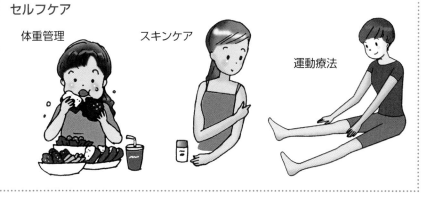

セルフケア

体重管理

スキンケア

運動療法

第1章 リンパ浮腫で悩まれる患者さんへ

第2章 リンパドレナージ・運動・弾性着衣

第3章 リンパ浮腫の基本的な知識

第4章 リンパ浮腫を予防する生活ガイド

第5章 リンパ浮腫を改善するセルフケア

事例 わたしが病後に気をつけていること

リンパ浮腫治療の一般的な流れ

　日本リンパ浮腫学会が作成している治療の一般的な流れでは、がんなどの手術をしたあとリンパ浮腫が見られた患者さんに、予防指導が行われます。おもに生活習慣の見直し、スキンケア、運動のすすめ、体重管理の必要性などの指導が行われます。発症後は軽症か中等症以上かによって治療の進み方は違います。それぞれに治療後、浮腫の改善が見られるようになったら、隔週の外来、月1回の外来を経て、セルフケアの時期に入ると3〜6カ月ごとの検診によって医療的なチェックが行われます。

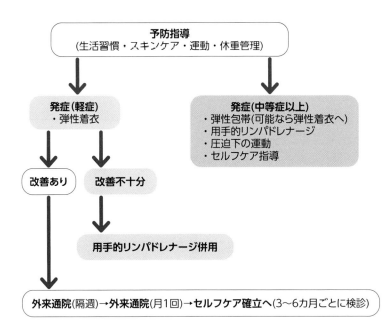

※日本リンパ浮腫学会『2018年版リンパ浮腫診療ガイドライン』(金原出版)より作成

第 2 章
リンパドレナージ・運動・弾性着衣

日常的に行いたいシンプルリンパドレナージ

自分で行う「シンプルリンパドレナージ」は、治療としての効果はエビデンスが不十分とされていますが、本書では通院が困難な人でもできる対策の1つとして紹介しています。

●リンパドレナージとは？

　リンパドレナージのドレナージとは、「排液」という意味で、むくみの液 (リンパ液) を皮下から排液することを表します。リンパ浮腫の予防・改善のために行われる「リンパドレナージ」は、リンパ液を排出するマッサージのことです。ただ、疲れをとる筋肉のマッサージと違うのは、押したり揉んだりするのではなく、やさしく皮膚をさするようにして行い、皮下のリンパ液を横にずらすように誘導するマッサージであることです。

●ダメージのあったリンパ節の脇道をつくるイメージ

　体のなかに張り巡らされたリンパ管を流れるリンパ液は、部位によって流れ込むリンパ節 (病原体・がん細胞や異物・毒素などを取り除く濾過器の働きがある) が決まっています。例えば、右腕は右腋窩リンパ節で、左脚は左鼠径リンパ節です。リンパ節の処理能力が低下すると、処理しきれずに溜まってしまい、その部位がむくみます。これがリンパ浮腫です。

　リンパドレナージはこの浮腫をとるために、機能が低下したリンパ節への経路を通らずに、脇道をつくり、ほかの健康なリンパ節に向けてリンパ液を誘導するマッサージです。リンパ液の送り方は、車の渋滞の解消法に似ています。先が詰まっていると流れないので、先頭から順に流していきます。腕のドレナージであれば、まずリンパ管と静脈の合流部位をマッサージして、近くのリンパ液を静脈に流し、続いて腕のドレナージ、指のドレナージと順に行って、上肢全体に溜まったリンパ液を静脈に流していきます。

●自分で行う「シンプルリンパドレナージ」の位置づけ

　自分で行う「シンプルリンパドレナージ」は「簡易リンパドレナージ」あるいは「セルフリンパドレナージ」ともいわれ、入院中などに専門職が行う「用手的リンパドレナージ」を簡素化したものです。リンパドレナージが受けられる入院施設や通院施設が限られていることもあり、自宅で手軽に行える「シンプルリンパドレナージ」はリンパ浮腫の予防として広く行われています。風呂上りなど日常のなかで習慣的に行えば、むくみの出現や悪化に早く気づくことができます。ただし、シンプルリンパドレナージの治療の効果についてはエビデンスが不十分とされていますので、浮腫の出現や悪化に気づいたときは医療機関を受診するようにしましょう。

リンパ浮腫で悩まれる患者さんへ

第2章 リンパドレナージ・運動・弾性着衣

リンパ浮腫の基本的な知識

リンパ浮腫を予防する生活ガイド

リンパ浮腫を改善するセルフケア

わたしが病後に気をつけていること

リンパドレナージによる誘導

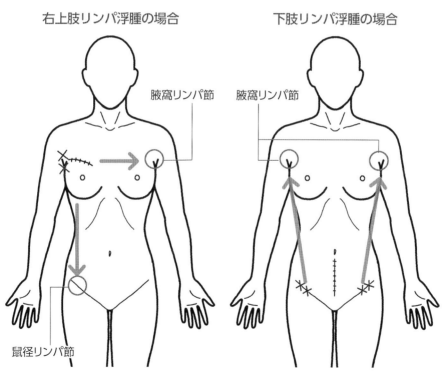

右上肢リンパ浮腫の場合

下肢リンパ浮腫の場合

腋窩リンパ節

腋窩リンパ節

鼠径リンパ節

右上肢(腕)のシンプルリンパドレナージ

●リンパの流れをよくするための準備

1	両肩の後ろ回し	**10**回
2	鎖骨の上のくぼみに手を当て回す	**10**回
3	腹式呼吸	**10**回

●シンプルリンパドレナージの実際

4	むくみのない側の左わきの下(腋窩リンパ節)に手を当て回す	**20**回
5	むくみのある側の右肩から前胸部を通り、むくみのない側の左わきの下まで軽くさする	**10**回
6	むくみのある側の右脚の付け根(鼠径リンパ節)に手を当て回す	**20**回
7	むくみのある側の右わきの下から体側を通り、右脚の付け根まで軽くさする	**10**回
8	むくみのある右上肢(腕)のドレナージ(軽くさする)	

右上肢のドレナージ

①上腕の外側をひじから肩まで上方向にさする		**10**回
②上腕の前面を内側から外側方向に軽くさする **a** 上腕の付け根　**b** 中央　**c** ひじの上　の順に		各**10**回
③ 上腕の前面を内側から外側方向に軽くさする **a** 上腕の付け根　**b** 中央　**c** ひじの上　の順に		各**10**回
④ひじの内側(くぼみ)を上方向にさする		
⑤ひじ(後面)を上方向にさする		
⑥手首からひじまで(前面・後面)を上方向にさする	前面・後面各**10**回	
⑦手の運動をする		
⑧手(手背)を上(手首)方向にさする		
⑨手(手掌)を上(手首)方向にさする		
⑩指を指先から指の付け根方向にさする		各**10**回

9	手指までドレナージしてきた手順を逆に4まで戻る	**1~3**回

※8②、③は c → b → a に戻る

広田内科クリニック提供

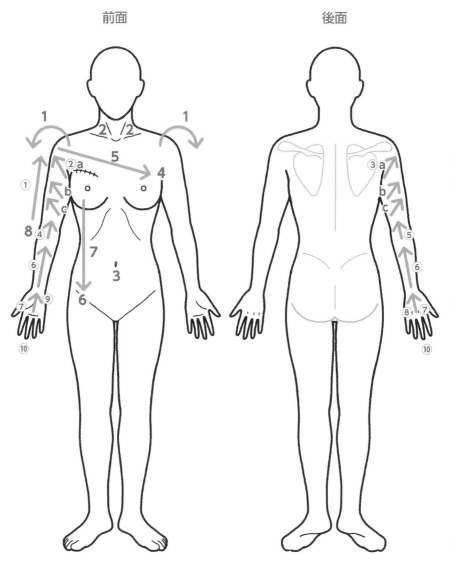

前面 　後面

※１日に行う目安＝１日３クールが基本なっていますが、就寝前もしくは朝１回行うのが一般的です。
入浴後就寝前などゆっくり時間のとれる時間帯に習慣づけましょう。

リンパ浮腫で悩まれる患者さんへ

第2章 リンパドレナージ・運動・弾性着衣

リンパ浮腫の基本的な知識

リンパ浮腫を予防する生活ガイド

リンパ浮腫を改善するセルフケア

わたしが病後に気をつけていること

21

●シンプルリンパドレナージのポイント

① ドレナージはさするように行いますが、「さする」というのは皮膚の表面をやさしく引っ張るような動きのことです。

② 皮膚は触らないところがないように、全体をくまなく触ります。

③ わきの下、鼠径(下腹部)の刺激は20回、その他の動作は10回が基本です。硬さが気になる部位は回数を増やして行います。

④ ドレナージはやさしくなでるようなイメージで力を入れないようにゆっくり行います。

⑤ 熱をもっている部位、赤くなっている部位は触らないようにしましょう。

⑥ マッサージは皮膚に直接触れて行います。

⑦ 上肢なら20分、下肢なら30分程度をめやすにします。

●リンパの流れをよくするための準備

　リンパドレナージを始める前に、簡単な体操で体をリラックスさせましょう。腋窩リンパ節の周辺の筋肉をやわらげ、リンパ液の流れをよくするための体操です。肩を回し、鎖骨周辺に刺激を与え、腹式呼吸で呼吸を整えます。

1　肩回し(両肩の後ろ回し)　　　　**10**回

　両ひじを上げて、手を肩に置きます。前から後ろに両肩をゆっくり回します。

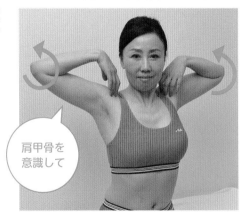

肩甲骨を
意識して

2 鎖骨の上のくぼみを刺激

10回

鎖骨の上のくぼみに、反対の手で指を当てて刺激を与えるように回します。

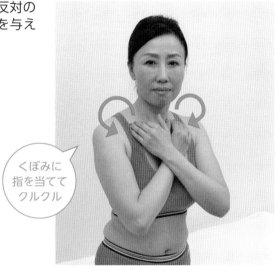

くぼみに
指を当てて
クルクル

3 腹式呼吸

10回

両手を下腹部に当て、背筋を伸ばして、鼻からゆっくり息を吸い込みます。両手を当てた下腹部に空気を溜めていくイメージで。そして、口からゆっくり息を吐き出します。

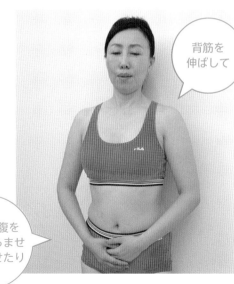

背筋を
伸ばして

呼吸でお腹を
大きく膨らませ
たり凹ませたり
する

リンパ浮腫で悩まれる患者さんへ

第2章 リンパドレナージ・運動・弾性着衣

リンパ浮腫の基本的な知識

リンパ浮腫を予防する生活ガイド

リンパ浮腫を改善するセルフケア

わたしが病後に気をつけていること

　リンパ液を流すドレナージをする前に、むくみのないほうのリンパ節に向かって、リンパ液を流すための「道」をつくる作業を行います。

4　むくみのない側のわきの下を刺激　　20回

むくみのない側の左わきの下
(腋窩リンパ節)に手を当て回し
ます。ゆっくりさするように回
します。

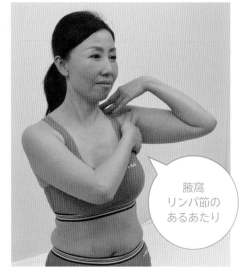

腋窩
リンパ節の
あるあたり

5　胸の前に道をつくる　　10回

むくみのある側の右肩から胸
の前を通り、むくみのない側の
左わきの下まで軽くさすりま
す。胸の前で右手と入り替え
て、左わきの下までしっかり道
をつなげましょう。

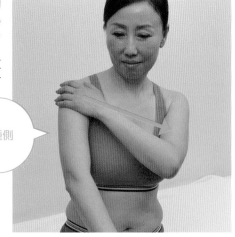

浮腫側

6 むくみのある側の鼠径部を刺激

むくみのある側（右側）の脚のつけ根（鼠径リンパ節）に手を当て回します。ゆっくりさするように回します。

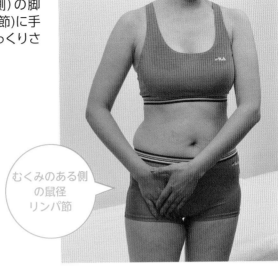

むくみのある側
の鼠径
リンパ節

7 むくみのある側の体の横に道をつくる

むくみのある側の右わきの下から体の横を通り、右脚の付け根（鼠径リンパ節）まで軽くさすり、体の横側にリンパ液が通る道をつくります。

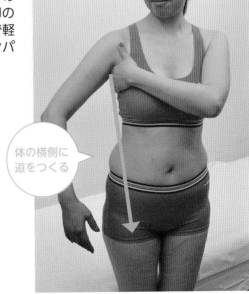

体の横側に
道をつくる

リンパ浮腫で悩まれる患者さんへ

第2章 リンパドレナージ・運動・弾性着衣

リンパ浮腫の基本的な知識

リンパ浮腫を予防する生活ガイド

リンパ浮腫を改善するセルフケア

わたしが病後に気をつけていること

　溜まったリンパ液によってむくんでいる上肢(腕や手)を心臓に近いほうからさすっていき、少しずつリンパ節から静脈に流し込みます。リンパ液を無理に流すのではなく、やさしくさすって少しずつリンパ液を動かすイメージで行います。

8 むくみのある右上肢のドレナージ　　　各**10**回

① 右上肢のひじから肩までの道をつくる

むくみのある右上肢(腕)のドレナージ(軽くさする)。ひじから肩までのリンパ液の道をつくります。

ひじから
肩へ

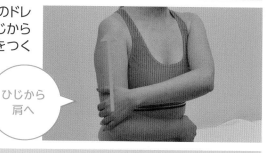

②つくった道に腕の内側のリンパ液を流す

上腕の前面を内側から外側に向かって軽くさすります。

a 上腕の付け根
b 中央
c ひじの上
　の順に行います。

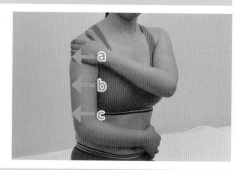

③つくった道に外側のリンパ液を流す

上腕の後面を内側から外側に向かって軽くさすります。

a 上腕の付け根
b 中央
c ひじの上
　の順に行います。

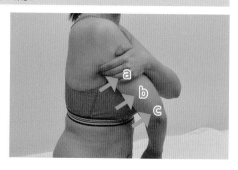

④ひじの内側(くぼみ)を上方向にさする　10回

ひじの内側に手を当て、くぼみを上方向にさすります。

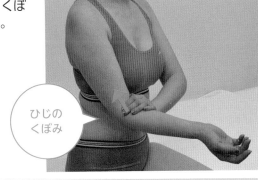

ひじの
くぼみ

⑤ひじ(後面)を上方向にさする　10回

ひじに手を当て下から上へさすります。

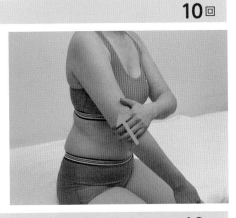

⑥手首からひじまでを上方向にさする　各10回

手のひらを上にして手首からひじまで10回、手のひらを下にして手首からひじまで10回さすります。

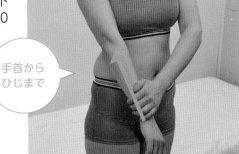

手首から
ひじまで

リンパ浮腫で悩まれる患者さんへ

第2章　リンパドレナージ・運動・弾性着衣

リンパ浮腫の基本的な知識

リンパ浮腫を予防する生活ガイド

リンパ浮腫を改善するセルフケア

わたしが病後に気をつけていること

⑦手の運動をする

むくみのある側の手でグー
パーをくり返し、手の血流・リ
ンパ液の流れをよくします。

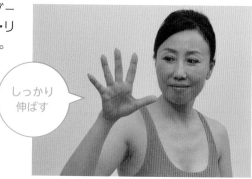

しっかり
伸ばす

⑧手の甲を軽くさする

手の甲(手背)を上(手首)方向
にさすります。

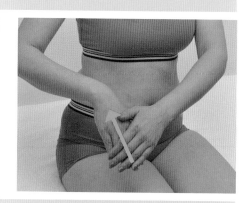

⑨手のひらを軽くさする

手のひらを上(手首)方向にさ
すります。

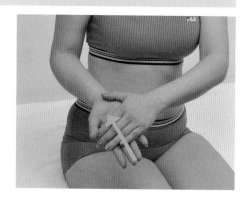

⑩指をさする

親指から順に、5本の指の横を反対の手の指ではさみ、指先から指の付け根方向にさすります。

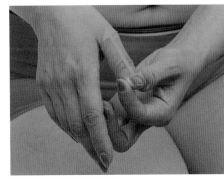

リンパ浮腫で悩まれる患者さんへ

第2章 リンパドレナージ・運動・弾性着衣

リンパ浮腫の基本的な知識

リンパ浮腫を予防する生活ガイド

リンパ浮腫を改善するセルフケア

わたしが病後に気をつけていること

9 仕上げ

1～3回

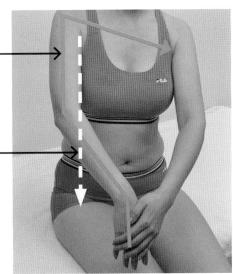

手指までドレナージしてきた手順を、今度は逆に「4」までもう一度行います(手指→ひじ→肩→胸の前→むくみのない側のわきの下)(青線)

むくみのある側のわきの下から鼠径に流す(黄点線)

左上肢(腕)のシンプルリンパドレナージ

●リンパの流れをよくするための準備

1	両肩の後ろ回し	**10**回
2	鎖骨の上のくぼみに手を当て回す	**10**回
3	腹式呼吸	**10**回

●シンプルリンパドレナージの実際

4	むくみのない側の右わきの下(腋窩リンパ節)に手を当て回す	**20**回
5	むくみのある側の左肩から前胸部を通り、むくみのない側の右わきの下まで軽くさする	**10**回
6	むくみのある側の左脚の付け根(鼠径リンパ節)に手を当て回す	**20**回
7	むくみのある側の左わきの下から体側を通り、左脚の付け根まで軽くさする	**10**回
8	むくみのある左上肢(腕)のドレナージ(軽くさする) 左上肢のドレナージ	
	①上腕の外側をひじから肩まで上方向にさする	**10**回
	②上腕の前面を内側から外側方向に軽くさする	
	a 上腕の付け根　b 中央　c ひじの上　の順に	各**10**回
	③ 上腕の後面を内側から外側方向に軽くさする	
	a 上腕の付け根　b 中央　c ひじの上　の順に	各**10**回
	④ひじの内側(くぼみ)を上方向にさする	
	⑤ひじ(後面)を上方向にさする	
	⑥手首からひじまで(前・後面)を上方向にさする	前面・後面各**10**回
	⑦手の運動をする	
	⑧手(手背)を上(手首)方向にさする	
	⑨手(手掌)を上(手首)方向にさする	
	⑩指を指先から指の付け根方向にさする	各指**10**回
9	手指までドレナージしてきた手順を逆に4まで戻る	**1〜3**回

※ 8②、③は c → b → a で戻る　　　　　　広田内科クリニック提供

前面　　　　　　　　　　　　後面

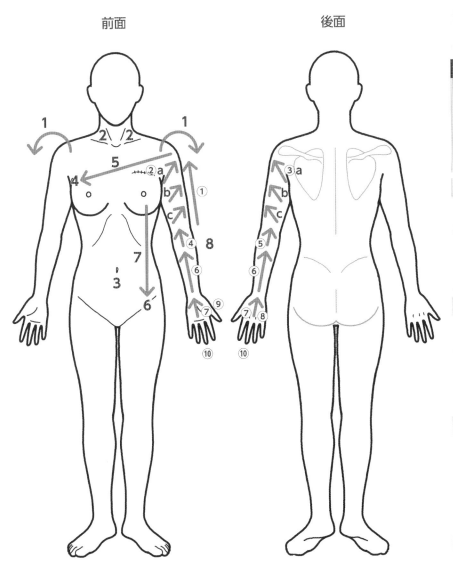

第1章　リンパ浮腫で悩まれる患者さんへ

第2章　リンパドレナージ・運動・弾性着衣

第3章　リンパ浮腫の基本的な知識

第4章　リンパ浮腫を予防する生活ガイド

第5章　リンパ浮腫を改善するセルフケア

わたしが病後に気をつけていること

※1日に行う目安＝1日3クールが基本なっていますが、就寝前もしくは朝1回行うのが一般的です。
入浴後就寝前などゆっくり時間のとれる時間帯に習慣づけましょう。

下肢のシンプルリンパドレナージ

●リンパの流れをよくするための準備

1	両肩の後ろ回し	**10**回
2	鎖骨の上のくぼみに手を当て回す	**10**回
3	腹式呼吸	**10**回

●シンプルリンパドレナージの実際（むくみのある下肢側）

4	むくみのある側のわきの下(腋窩リンパ節)に手を当て回す	**20**回
5	お尻の横から体側を通り、わきの下まで軽くさすり上げる	**10**回
6	下腹部を恥骨からウエストのくびれに向かってさする	**10**回
7	お尻全体をウエストのくびれに向かってさする ＊(一次性の場合)脚の付け根の鼠径リンパ節に手を当て回す	**10**回~**20**回
8	むくみのある足のドレナージ	
	①太ももの外側をひざの横からお尻の横側まで上方向に軽くさする	**10**回
	②太ももの前面を内側から外側方向にさする 　　**a** 太ももの付け根　**b** 中央　**c** ひざ上　の順に	各**10**回
	③ 太ももの後面を内側から外側方向に軽くさする 　　**a** お尻の下　**b** 中央　**c** ひざ裏の上　の順に	各**10**回
	④ひざ(前・内側・外側・ひざ裏)を上方向にさする。ひざ部分のみ	
	⑤すね(前面)を足首からひざまで、上方向にさする	
	⑥ふくらはぎ(後面)をかかとからひざ裏まで、上方向にさする	
	⑦両くるぶしを上方向にさする	
	⑧足首を伸ばす・曲げる・回す	
	⑨足の甲を上方向にさする	
	⑩足の裏をかかと方向にさする	
	⑪足趾を指先から指の付け根方向にさする	
9	足趾までドレナージしてきた手順を逆に③まで戻る	**1**~**3**回

※ 8②、③は **c → b → a** で戻る

広田内科クリニック提供

前面　　　　　　　　　　　　　　　後面

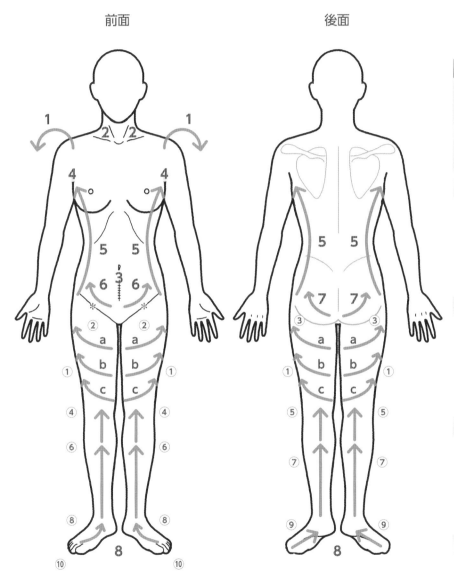

リンパ浮腫で悩まれる患者さんへ

第2章　リンパドレナージ・運動・弾性着衣

リンパ浮腫の基本的な知識

リンパ浮腫を予防する生活ガイド

リンパ浮腫を改善するセルフケア

わたしが病後に気をつけていること

※1日に行う目安＝1日3クールが基本なっていますが、就寝前もしくは朝1回行うのが一般的です。
入浴後就寝前などゆっくり時間のとれる時間帯に習慣づけましょう。

リンパドレナージを始める前に、簡単な体操で体をリラックスさせましょう。腋窩リンパ節の周辺の筋肉をやわらげ、リンパ液の流れをよくするための体操です。肩を回し、鎖骨周辺に刺激を与え、腹式呼吸で呼吸を整えます。

1 肩回し　　10回

両ひじを上げて、手を肩に置きます。前から後ろに両肩をゆっくり回します。

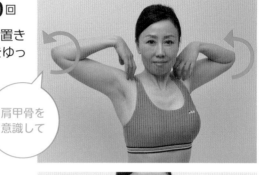

肩甲骨を
意識して

2 鎖骨の上の
くぼみ刺激　　10回

鎖骨の上のくぼみに、反対の手で指を当てて刺激を与えるように回します。

くぼみに
指を当てて
グルグル

3 腹式呼吸　　10回

両手を下腹部に当て、背筋を伸ばして、鼻からゆっくり息を吸い込みます。
両手を当てた下腹部に空気を溜めていくイメージで。そして、口からゆっくり息を吐き出します。

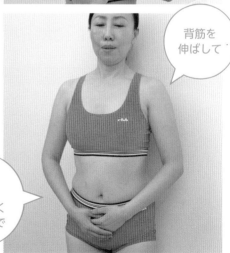

背筋を
伸ばして

下腹部に
空気を
溜めていく
イメージで

リンパ浮腫で悩まれる患者さんへ

第2章 リンパドレナージ・運動・弾性着衣

3 リンパ浮腫の基本的な知識

2 リンパ浮腫を予防する生活ガイド

5 リンパ浮腫を改善するセルフケア

わたしが病後に気をつけていること

●リンパ液が流れる道をつくる作業

　リンパ液を流すドレナージをする前に、むくみのないほうのリンパ節に向かって、リンパ液を流すための「道」をつくる作業を行います(右下肢の例)。

4　むくみのある側のわきの下への刺激　20回

わきの下(腋窩リンパ節)に手を当て回します。

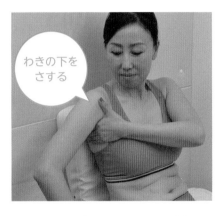

5　体の横に道をつくる　10回

むくみのある側のお尻の横から体側を通り、わきの下まで軽くさすり上げリンパ液が通る道をつくります。

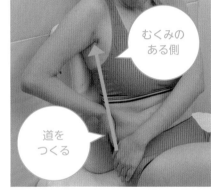

6　右下腹部をさする　10回

下腹部を恥骨からウエストのくびれに向かってさすります。

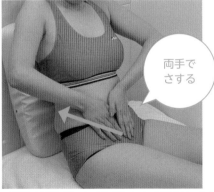

7　お尻をさする　10回

お尻全体をウエストのくびれに向かってさすります。

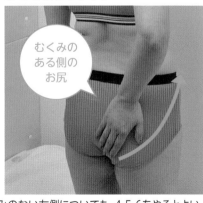

＊恥骨や下腹部のむくみが気になる場合は、むくみのない左側についても、4・5・6をやるとよい。
＊(一次性の場合)脚の付け根の鼠径リンパ節に手を当て回します。　20回

溜まったリンパ液によってむくんでいる下肢をさすって、リンパ液を上方向に流します。リンパ液は無理に流すのではなく、やさしくさすって、少しずつリンパ液を動かすイメージで行います。

8　むくみのある足のドレナージ　　各**10**回

① 太ももの外側に道をつくる

太ももの外側を、ひざの横からお尻の横側まで上方向に軽くさすります。

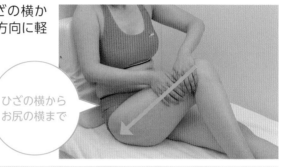

ひざの横から
お尻の横まで

②つくった道に太もも前面のリンパ液を流す

太ももの前面を内側から外側方向にさすります。
a 太ももの付け根
b 中央
c ひざ上　の順に各10回

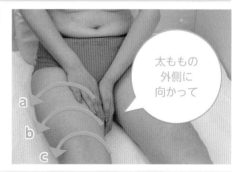

太ももの
外側に
向かって

③つくった道に太もも後ろ側のリンパ液を流す

太ももの後面を内側から外側方向に軽くさすります。

a お尻の下
b 中央
c ひざ裏の上
　の順に各10回

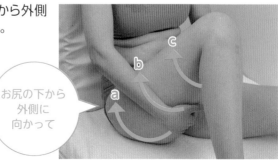

お尻の下から
外側に
向かって

④-1 ひざ(前側)をさする

ひざの前側(お皿の部分のみ)を上方向にさすります。
ひざ(前・内側・外側・ひざ裏)を上方向にさすります。
ひざ部分のみです。

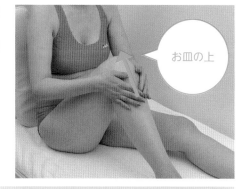

お皿の上

第**2**章
リンパドレナージ・運動・弾性着衣

リンパ浮腫で悩まれる患者さんへ

リンパ浮腫の基本的な知識

リンパ浮腫を予防する生活ガイド

リンパ浮腫を改善するセルフケア

わたしが病後に気をつけていること

④-2 ひざ(裏側)をさする

ひざの前側に続いて、裏側のくぼみを上方向にさすります。ひざ部分のみです。

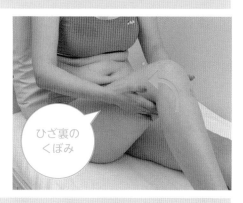

ひざ裏のくぼみ

⑤すねをさする

すねを上方向にさすります。

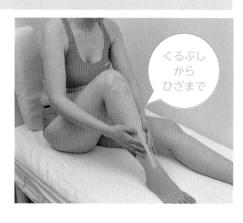

くるぶしからひざまで

⑥ふくらはぎをさする

ふくらはぎ（後面）をかかとからひざ裏まで、上方向にさすります。

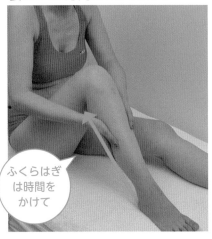

ふくらはぎ
は時間を
かけて

⑦両くるぶしをさする

くるぶしをはさむようにさすります。

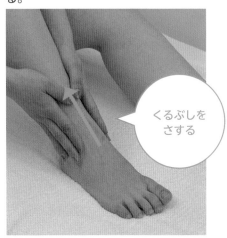

くるぶしを
さする

⑧-1 足首の運動

つま先を手前に
引くように伸ば
します。

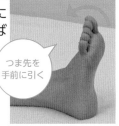

つま先を
手前に引く

⑧-2 足首を右や左に回す

つま先を曲げた
り、回したりす
る運動によって
足に溜まったリ
ンパ液の循環を
よくします。

ぐるりと
回す

⑨足の甲をさする

足の甲に手をおき、指側から足首に向かって上方向にさすります。

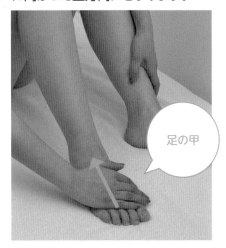

足の甲

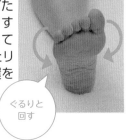

⑩足の裏をさする

足を両手で包み込み、指側からかかとに向かってさすります。

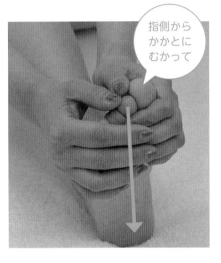

指側から
かかとに
むかって

⑪足の指をさする

指の横を指先から根元に向かってさすります。

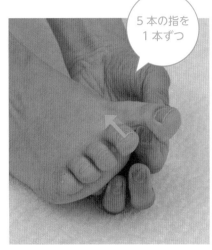

5本の指を
1本ずつ

9 仕上げ

足趾までドレナージしてきた手順を、今度は逆に「4」までもう一度行います（足趾→ひざ→お尻の横→同側のわきの下）。

1〜3回

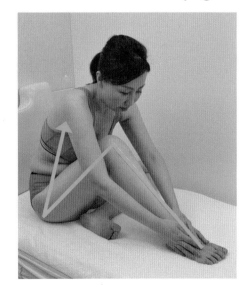

リンパ浮腫で悩まれる患者さんへ

第2章 リンパドレナージ・運動・弾性着衣

3 リンパ浮腫の基本的な知識

リンパ浮腫を予防する生活ガイド

リンパ浮腫を改善するセルフケア

わたしが病後に気をつけていること

リンパ浮腫の運動療法の効果と利点

運動療法は、医療機関でも十分な指導が行われているところが少ないのが現状です。しかし、運動療法は世界的に推奨されている方法です。

●浮腫を直接的に減退させる効果

　手足の運動を行うと、筋肉が収縮したり、関節が動くことで動かした部位の周辺のリンパの流れがよくなります。さらに、心拍数が早くなるような全身運動を行うことで、全身のリンパの流れがよくなります。

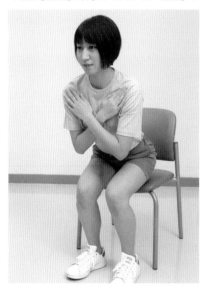

　弾性着衣や弾性包帯は浮腫の改善に効果的ですが、関節周辺の浮腫はとりにくいという欠点があります。また、浮腫の初期は腋窩周辺や腰回りに生じやすいのですが、そのような浮腫は弾性着衣や弾性包帯では圧迫できません。しかし、心拍数が早くなるような運動は全身のリンパの流れを良くしますので、わきの下周辺や腰回りを含めて全身の浮腫を改善させることができます。リンパドレナージのように数少ない熟練した専門家に頼らなくてもできるというのも大きな利点です。

●毛細血管を増やして浮腫を改善・予防する効果

　運動療法は、弾性着衣や弾性包帯を用いた圧迫やリンパドレナージよりも、毛細血管を増やすことで浮腫を改善させたり浮腫を予防する体質改善効果が高いと期待されています。毛細血管が増えることで浮腫が改善すれば、その後は弾性着衣やリンパドレナージがいらなくなるので、病院通いがいらなくなる可能性もあります。長期的な効果が期待できるというわけです。

●運動機能を高め疲れにくくなる効果

　浮腫になると疲れやすさを感じる人が多くなります。浮腫によって手足が重くなることで疲れやすくなるということもありますが、筋力や筋持久力といった運動機能が低下することで余計に疲れやすくなります。運動療法は、筋力や筋持久力といった運動機能を高めることができるので、疲れにくい体を作ることができます。

●免疫力を高めてがんや他の疾病を予防する効果

　運動は、がんの予防に役立つといわれています。WHO（世界保健機関）や日本の厚生労働省も運動でがんが予防できることは「ほぼ確実」であると公表しています。また、糖尿病や動脈硬化、高血圧、脂質異常症などの生活習慣病を改善したり予防できることが知られています。

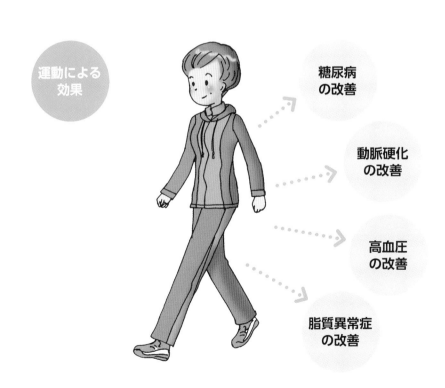

運動による
効果

糖尿病
の改善

動脈硬化
の改善

高血圧
の改善

脂質異常症
の改善

リンパ浮腫で悩まれる患者さんへ

第2章　リンパドレナージ・運動・弾性着衣

リンパ浮腫の基本的な知識

リンパ浮腫を予防する生活ガイド

リンパ浮腫を改善するセルフケア

わたしが病後に気をつけていること

適切な運動療法の考え方

運動は、継続的に行うのは難しいものです。効果の高い適切な運動を生活の中に取り入れてリンパ浮腫の改善を行いましょう。

●毎日の活動量を上げること、1週間に2〜3日は少し負荷の高い運動
を行うこと

　毎日、たくさん歩いているから大丈夫と思っている方が多くいます。しかし、1日に30分運動したとしても、残りの時間を動かないようでは、運動療法の効果は期待できません。毎日の活動量を上げることが、まず重要になります。

　毎日、たくさん歩くようにしている人も、最初は効果が出てもだんだんと体が慣れて効果が出なくなってしまいます。さらに、毎日仕事などでたくさん体を動かす人は疲れが溜まっていき、体力は低下してしまいます。

　そのため、毎日の運動は翌日には疲れを残さない程度まで全身的な活動量を増やし、週に2〜3日は、いつもよりも少し負荷の高い運動を行うことがよいのです。ただし、無理することは好ましくないので、痛みがでない範囲で行いましょう。

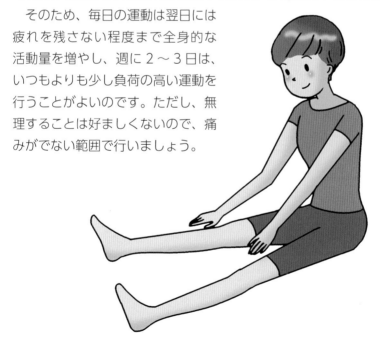

●少し負荷の高い手足の関節運動

　手足の関節運動では、むくんでいる周辺の関節を動かすことが基本です。上肢の初期では、腋窩（えきか）周辺や二の腕に浮腫が出ることが多いので、肩とひじを大きく動かすとよいでしょう。

　下肢の初期では腰回りや太ももに浮腫が出やすいので、股関節とひざを動かすとよいです。筋力をつけることを目的にした場合は、回数を10回程度にして負荷の高い運動を行うとよいのですが、浮腫の改善のためにはもう少し負荷を減らして運動回数を増やします。続けて20回程度を無理なく行えるぐらいの負荷量で、20回を1セットとして休みながら3〜5セットぐらい行うとよいでしょう。

●少し負荷の高い全身運動

　全身運動としては、運動をすると呼吸と心拍数が速くなるような運動を行います。負荷の調整は、運動のスピードで行うようにします。呼吸が速くなっても会話ができるぐらいが、適切な負荷の目安になります。

●運動は継続が重要

　最後にもうひとつ重要なことは、運動は継続が重要であるということです。運動は方法を知れば、自宅で1人で行うことも可能ですが、なかなか継続することが困難です。運動を継続するためには、夫婦や友だちに協力してもらって一緒に行う、運動をする施設に通うなどの方法をとると継続しやすくなります。

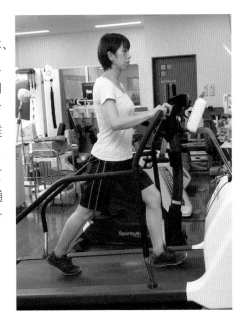

第1章 リンパ浮腫で悩まれる患者さんへ

第2章 リンパドレナージ・運動・弾性着衣

第3章 リンパ浮腫の基本的な知識

第4章 リンパ浮腫を予防する生活ガイド

第5章 リンパ浮腫を改善するセルフケア

第6章 わたしが病後に気をつけていること

リンパ浮腫の運動療法の実技

運動療法はリンパ浮腫の改善とともに、疲れにくい体をつくったり免疫力を高めたりする効果があります。

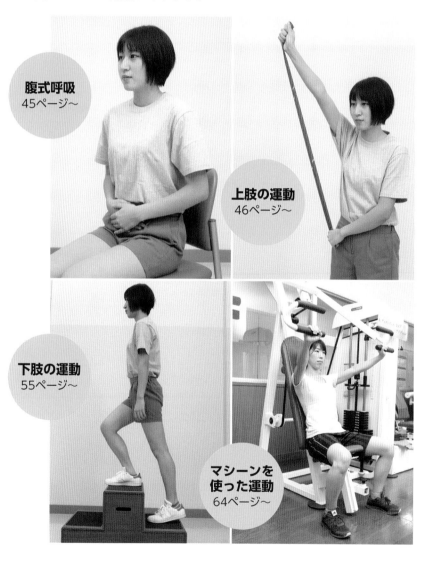

腹式呼吸
45ページ〜

上肢の運動
46ページ〜

下肢の運動
55ページ〜

マシーンを
使った運動
64ページ〜

44

●腹式呼吸

始める前に

腹式呼吸

手足のリンパは最終的には体幹の深部を通り静脈に吸収されるので、手足の浮腫を効果的に流すためには体幹の深部のリンパの流れを良くする必要があります。腹式呼吸はそのための運動です。

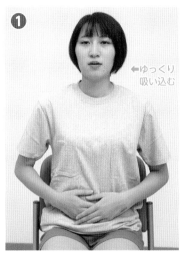

←ゆっくり
吸い込む

❶　息を吸い込む

まず、お腹を膨らませるようにしながら鼻からゆっくりと息を吸います。最初は手をお腹に当てお腹の膨らみを確かめながら行うようにしましょう。肩に力が入っているとお腹が膨らみにくくなりますのでリラックスして行うとよいです。

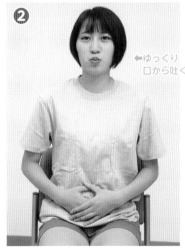

←ゆっくり
口から吐く

❷　息を吐く

息を吸ったらいったん軽く息を止めて、それからゆっくりと口から息を吐きます。息を吐くのは吸うときよりも時間をかけます。口をすぼめて抵抗をかけながら力を抜いて自然に空気が抜けていくようにするとよいでしょう。

❸　ストローを使って

口をすぼめて息を吐くやり方に自信がもてない場合にはストローをつかって、息を吐く練習をするとコツがわかります。

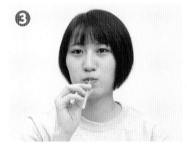

リンパ浮腫で悩まれる患者さんへ

第2章　リンパドレナージ・運動・弾性着衣

リンパ浮腫の基本的な知識

リンパ浮腫を予防する生活ガイド

リンパ浮腫を改善するセルフケア

わたしが病後に気をつけていること

45

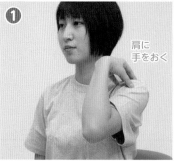

① 肩に手をおく

●肩回し

　上肢のリンパ浮腫では乳がんの手術によって硬くなった鎖骨周辺からわきの下を柔らかくするとよいです。腕というよりも肩（肩甲骨）を大きく動かすつもりで運動をしましょう。乳がんの手術後の肩関節の運動機能の回復にも役立ちます。

回数 **10** 回　難易度 ★★

❶　肩に手をおく

ひじを曲げて指先が軽く肩に触れるような姿勢から開始します。

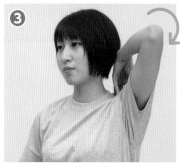

② ひじを上げる

❷　ひじを上げていく

肩をすくめるようにしながらひじを上げます。肩の運動をすると痛みがある場合は、ひじは高く上げなくても構いません。

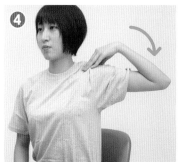

❸　ひじを前から後ろに回す

肩をすくめたまま胸を張るようにひじを後ろに回します。後ろまで回したら肩を落としながら腕を①の姿勢に戻します。

❹　ぐるりと回す

上げた手をぐるりと回します。

リンパ浮腫で悩まれる患者さんへ

第2章 リンパドレナージ・運動・弾性着衣

3 リンパ浮腫の基本的な知識

4 リンパ浮腫を予防する生活ガイド

5 リンパ浮腫を改善するセルフケア

わたしが病後に気をつけていること

●バタフライ

　肩回しの別の方法です。こちらのほうがハードなので、この運動が辛い場合には肩回しを重点的に行って肩の周辺を柔らかくしてから、この運動を行うようにしましょう。

回数 **10** 回　難易度 ★★★

❶　両手を頭の後ろで組む

肩が硬くなっていたり、痛みがあって頭の後ろで手を組むことができない場合は、両手の指先を首の辺りに触れるように置くだけでも大丈夫です。

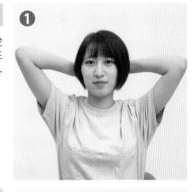

❷　腕で頭をはさむ

腕で頭をはさむように両ひじをできるだけ近づけるように閉じます。脇の裏側を柔らかくし胸筋の回復を促します。

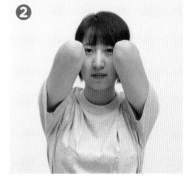

❸　腕を広げる

腕を広げるようにして胸を張ることで胸の周囲を柔らかくします。痛みがある場合は、少し胸が伸ばされている感じがする程度までとしましょう。

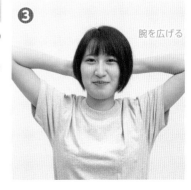

腕を広げる

47

●ダンベル上げ

ダンベルを持つことで、よりしっかりと筋肉が収縮し筋ポンプ作用による浮腫の改善が期待できます。より積極的な腕の運動機能の改善にも役立ちます。

回数 **10** 回　難易度 ★★★

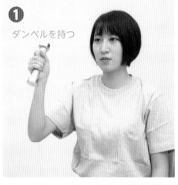

ダンベルを持つ

❶　片手でダンベルを持つ

ダンベルは水を入れたペットボトルでも代用可能です。お米などを入れた袋を自作するのもよいでしょう。

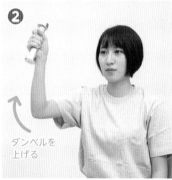

ダンベルを
上げる

❷　腕を伸ばしダンベルを上げる

勢いをつけずひじを伸ばしてダンベルを上げます。少し前に向かって持ちあげると二の腕の浮腫が取れやすくなり、ダンベルを耳のそばを通るようにしながら持ち上げると、腕の裏側の浮腫がとれやすくなります。

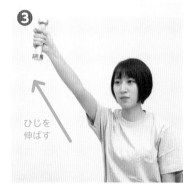

ひじを
伸ばす

❸　腕をいっぱい伸ばす

1秒ぐらいかけて腕が伸びきるぐらいのペースで行いましょう。「イチ、ニ」と声を出しながら腕の屈伸をくり返すとペースがつかみやすくなります。

●ダンベル上げ（寝て）

　ダンベル上げは寝て行うと、胸部周辺の浮腫の改善と筋力、柔軟性の改善効果が高くなります。片手だけで行うことも可能ですが、両手で行うほうが左右差から患肢の改善を自覚しやすくなります。　回数 **10** 回　難易度 ★★★

❶　両方の手でダンベルを持つ

脇を広げてダンベルを持つことで胸部に対する効果が高くなります。

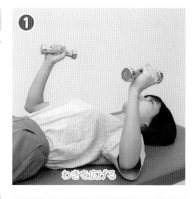

❶ わきを広げる

❷　両腕を伸ばしダンベルを上げる

両手に持ったダンベル同士を近づけるように、わきを締めながらひじを伸ばしていきます。

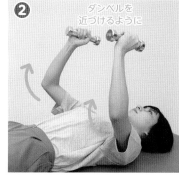

❷ ダンベルを近づけるように

❸　両腕をいっぱい伸ばす

両手のダンベルを軽く合わせるように最後まで腕を伸ばします。ひじに痛みがあるような人は、早めに両手を合わせてから腕を伸ばしていく方がひじの負担が少なくなります。

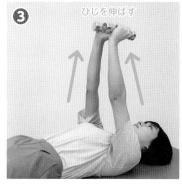

❸ ひじを伸ばす

●タオル握り

ひじから先の二の腕、手の甲、指の浮腫に対して特に効果があります。タオルの代わりにボールや柔らかい棒状の物を使っても構いません。

回数 **10** 回　難易度★★

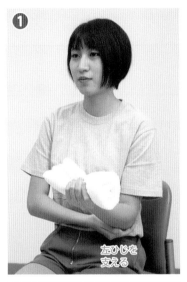

左ひじを支える

❶　片手で握る

脈拍と同じくらいのペースでリズミカルに握る運動をくり返します。反対の手でひじを押さえると力が入りやすくなります。テーブルなどにひじを置いて運動をしても構いません。

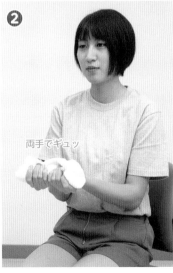

両手でギュッ

❷　両手で握る

上肢の浮腫は、片方の腕だけに生じることが多いので、通常は患肢だけを行えばよいのですが、両方の腕に浮腫がある場合は両手でタオルを握って運動をすると力が入りやすくなります。

●セラバンドを使って

　セラバンドという伸び縮みするゴム製のトレーニング用品を用いた運動も効果的です。色によって弾力の強さに違いがあります。筋力によって変わりますが、弾性の弱い「黄色」からはじめて「赤」に進む人が多いです。

回数 **10** 回　難易度 ★★★

肩の回旋運動

手術後に硬くなりやすい肩の深部と胸の柔軟性を高める運動です。肩に痛みがある人は、痛みの改善にも役立ちます。ただし、セラバンドは痛みがでないぐらい柔らかなものを使うか、同じ運動をセラバンドなしで行いましょう。

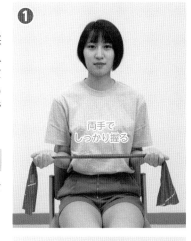

❶　ひじを曲げて両手で握る

脇を締めてひじを90度曲げてセラバンドを両手で握ります。

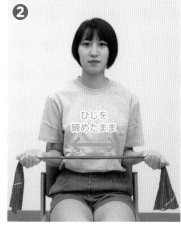

❷　左右に引っ張る

脇を締めたままセラバンドを左右に引っ張ります。ひじが最後まで90度曲がったままで運動を行うようにしてください。ひじが伸びてしまうと効果が出なくなることがあります。

51

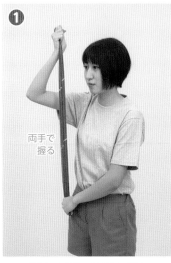

両手で握る

腕を上げる運動

ダンベル上げ（48ページ）の代わりにセラバンドを使って行う運動です。どちらの方法で行っても構いません。

❶ 両手で上下に握る

浮腫のある腕を上にしてセラバンドを持ちます。反対の手はお腹につけておくと良いです。

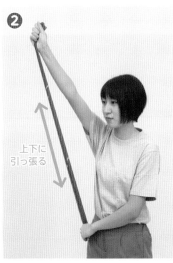

上下に引っ張る

❷ 上に引っ張る

セラバンドを引っ張りながら浮腫のある手を上に伸ばします。反対の手は動かさずにお腹につけたままにしておきましょう。

肩の痛みをとる運動

手術後の肩の痛みの多くは「腱板」と呼ばれる肩の深部にある筋・腱の機能不全によって生じます。そして、この運動はその機能不全を改善させるための運動です。

❶ 腕を下げてセラバンドを握る

肩に痛みがある人に効果がある運動です。ひじを伸ばして腕をさげた状態でセラバンドを握ります。

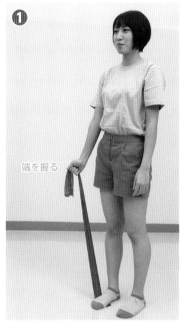

❶

端を握る

❷ 腕を横に30度ぐらい広げる

ひじを伸ばしたまま、腕を横に30度ぐらい広げます。それ以上、大きく動かす必要はありませんし、腕を広げすぎると肩の痛みを強くしてしまうこともあります。

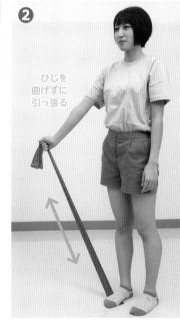

❷

ひじを
曲げずに
引っ張る

リンパ浮腫で悩まれる患者さんへ

第2章 リンパドレナージ・運動・弾性着衣

リンパ浮腫の基本的な知識

リンパ浮腫を予防する生活ガイド

リンパ浮腫を改善するセルフケア

わたしが病後に気をつけていること

53

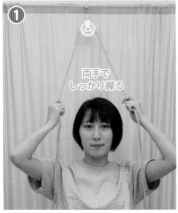

両手で
しっかり握る

●滑車を使って

　肩の動きが悪い人が反対の腕で助けながら行う運動です。滑車はホームセンターなどで手に入りますが、滑車がなければ物干しなどにロープをひっかけて運動を行っても構いません。ロープをかける場所は十分な強度があることを確認して行ってください。　回数 **10** 回　難易度 ★★★

❶　両手でロープを握る

両手でロープを握ります。写真は滑車の高さが低いので最初から腕をあげて握っていますが、十分な高さがあればもっと低い位置でロープを握っても構いません。

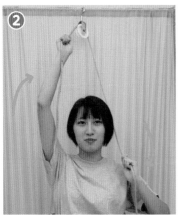

❷　反対の手で引っ張りながら　　腕を上げる

浮腫のない方の手で引っ張りながら、浮腫のある方の腕を上げます。痛みがある場合は、痛みを少し感じるぐらいの高さまでとします。毎日くり返すことで少しずつ腕が高く上がるようになることが期待できます。

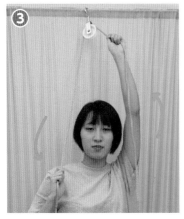

❸　腕を下ろしてくり返す

腕を高く上げた後は、いったん腕を下ろして一呼吸してから、同じ運動をくり返します。

下肢の運動

●ふつうのスクワット

スクワットは、下肢全体の浮腫を改善させる効果が期待できる運動です。いすの利用は、転倒の予防と休息に役立ちます。

回数 **10** 回　難易度 ★★★

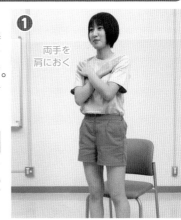

両手を
肩におく

❶　いすの前に立つ

両手を胸の前で交差させていすの前に立ちます。足は肩幅と同じぐらい広げると安定して運動を行うことができます。

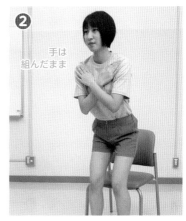

手は
組んだまま

❷　軽くお辞儀をする

まず、軽くお辞儀をするように体を前に傾けます。

❸　腰を下ろしていく

お尻を少し後ろに突き出すようにしてひざをゆっくりと曲げていきます。お尻がいすに着くぎりぎりまで近づけたら座らずに立ち上がり、再びひざを曲げる運動をくり返します。

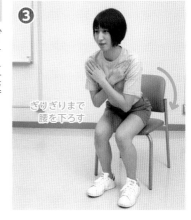

ぎりぎりまで
腰を下ろす

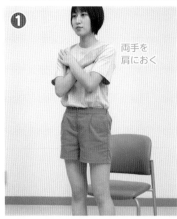

① 両手を肩におく

●小さなスクワット

　ふつうのスクワットでは、ひざに痛みがでる人、あるいはくり返して行うのが辛い人は、ひざの曲げ方を少なくして小さなスクワットを行います。

回数 **10** 回　難易度 ★★

❶　いすの前に立つ

両手を胸の前で交差させていすの前に立ちます。足は肩幅と同じぐらい広げると安定して運動を行うことができます。

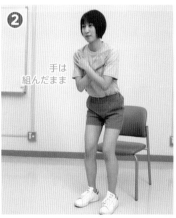

② 手は組んだまま

❷　軽くお辞儀をする

まず、軽くお辞儀をするように体を前に傾けます。

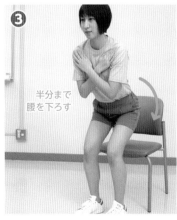

③ 半分まで腰を下ろす

❸　腰を下ろしていく

お尻を少し後ろに突き出すようにしてひざをゆっくりと曲げていきます。立った姿勢からいすまでお尻を半分ぐらい近づけたら立ち上がり、再びひざを曲げる運動をくり返します。

●大きなスクワット

　普段から運動をしている人で、ふつうのスクワットでは物足りない人はさらに大きなスクワットを行います。

回数 **10** 回　難易度 ★★★★

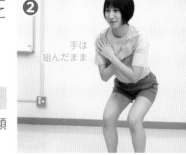

両手を
肩におく

正面から

❶　両手を肩において立つ

両手を胸の前で交差させます。足は肩幅と同じぐらい広げると安定して運動を行うことができます。

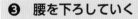

手は
組んだまま

❷　軽くお辞儀をする

まず、軽くお辞儀をするように体を前に傾けます。

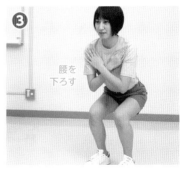

腰を
下ろす

❸　腰を下ろしていく

手を前で組んだままゆっくり腰を下ろしていきます。

❹　十分に腰を下ろす

お尻を少し後ろに突き出すようにしてひざをゆっくりと曲げ、ひざの高さよりもお尻を低くします。この運動をくり返します。

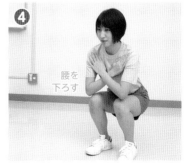

腰を
下ろす

リンパ浮腫で悩まれる患者さんへ

第2章　リンパドレナージ・運動・弾性着衣

リンパ浮腫の基本的な知識

リンパ浮腫を予防する生活ガイド

リンパ浮腫を改善するセルフケア

わたしが病後に気をつけていること

●運動効果が上がる歩き方

　歩行は、最も手軽にできる浮腫の改善に役立つ運動です。運動効果をあげるためには、少しコツがあります。

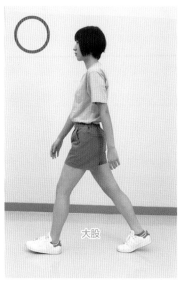

○　良い歩き方

大股で早く歩きましょう。少し息は早くなりますが、歌を口ずさむことができる程度が理想です。ステップと呼吸を合わせましょう。呼吸では息を吸うよりも吐く方が足りなくなりがちですので、「吐いて、吐いて、吸う」ぐらいのペースにするとよいです。

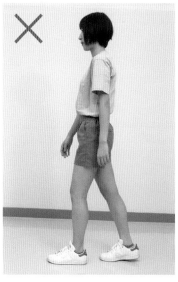

×　改善したい歩き方

足を上げずに、ずるように歩く歩き方は運動効果が期待できません。

●階段の上り下り

　歩行だけでは物足りない人は、階段の上り下りを積極的に行ってみましょう。階段は歩行とは違い、早く上がることは考えずに、一歩一歩に体重をかけることを意識すると良いです。

回数 **10** 回　難易度 ★★★

❶　片足を階段にかける

まず、片方の足を階段に上げます。

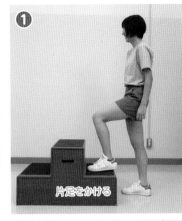

片足をかける

❷　体重を前にかける

体を前に傾けて足の上に体を乗せるようにします。

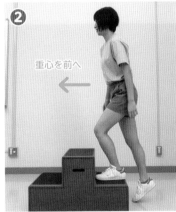

重心を前へ

❸　反対の足を階段に上げる

前足にしっかりと体重を乗せながら反対の足を階段に上げます。

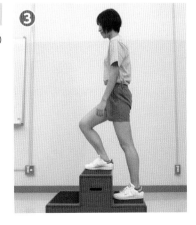

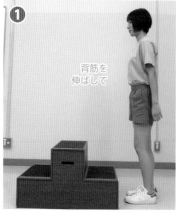

背筋を
伸ばして

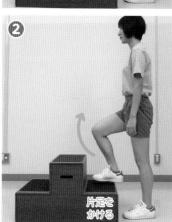

片足を
かける

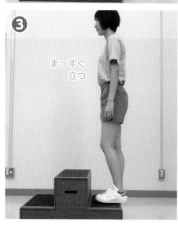

まっすぐ
立つ

●踏み台昇降

　台を使えば、部屋の中でも階段と同じ効果のある運動が可能です。

回数 **10** 回　難易度 ★★★

右足の運動

(床に立つ)「右足上げ」→「左足上げ」(両足が1段上がる)→「右足下げ」→「左足下げ」(床に立つ)

左足の運動

(床に立つ)「左足上げ」→「右足上げ」(両足が1段上がる)→「左足下げ」→「右足下げ」(床に立つ)

❶ まっすぐ立つ

台から少しつま先を離して立ちます。

❷ 片足を台に乗せます

ひざをしっかりと上に持ち上げるように意識しながら片足 (右足) を台の上に乗せます。

❸ 上がる

勢いをつけないように意識しながらもう片方の足 (左足) を上げて台の上に上がります。

❹ 片足から下りる

向きを変えずに後ろ向きのまま、後から上げた足（右足）を台の後ろに下ろします。

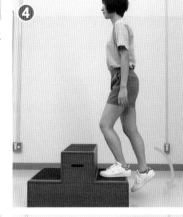

❺ 重心を後ろに

足が床についたら、後ろ足にしっかりと重心を移します。

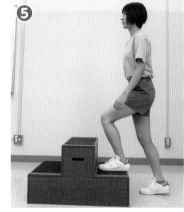

❻ 両足を床に揃えて次の運動

両脚を揃えたら、次は反対の足（左足）を台に乗せます。先に上げる足は交互に交代しながら行います。

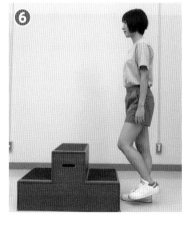

リンパ浮腫で悩まれる患者さんへ

第2章 リンパドレナージ・運動・弾性着衣

リンパ浮腫の基本的な知識

リンパ浮腫を予防する生活ガイド

リンパ浮腫を改善するセルフケア

わたしが病後に気をつけていること

●太ももの浮腫をとる運動

　セラバンドを使った太ももの前側と裏側の浮腫をとる運動です。

回数 **10** 回　難易度 ★ ★ ★

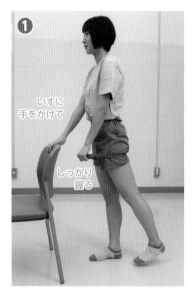

いすに
手をかけて

しっかり
握る

太ももの裏側の浮腫をとる運動

セラバンドを使うと、太ももの裏側の浮腫を
効果的にとる運動を行うことができます。

❶　セラバンドを太ももにかける

セラバンドを太ももの裏側にかけて手で持
ちます。転ばないようにいすなどに手を置
いて行うとよいです。

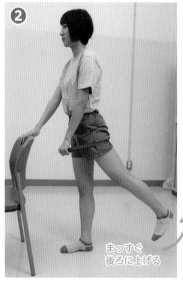

まっすぐ
後ろに上げる

❷　足を後ろに上げる

セラバンドをかけた足を後ろに上げます。
手を動かさず、セラバンドで抵抗が加わる
ようにしましょう。

太ももの前側の浮腫をとる運動

スクワットや階段の上り下りでも太ももの前側の浮腫をとることができますが、セラバンドを使えば仕事などの合間に座ったまま運動を行うことが可能です。

❶ セラバンドを足首にかける

セラバンドを輪にして、いすの足と足首を通します。

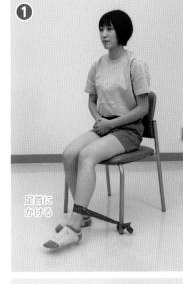

足首にかける

❷ 足を前に上げる

セラバンドで抵抗をかけながらひざを伸ばして足を前に上げます。ひざが60度ぐらい伸びれば十分です。

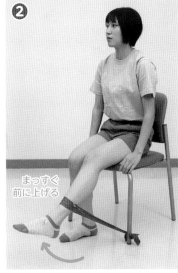

まっすぐ前に上げる

リンパ浮腫で悩まれる患者さんへ

第2章 リンパドレナージ・運動・弾性着衣

第3章 リンパ浮腫の基本的な知識

第4章 リンパ浮腫を予防する生活ガイド

第5章 リンパ浮腫を改善するセルフケア

第6章 わたしが病後に気をつけていること

●トレーニングマシンを使った運動

　運動は続けないと効果が出ませんが、続けることが大変です。最近では運動施設が増えていますので、その利用も積極的に考えるとよいでしょう。

エルゴメータ（固定式自転車）

ほとんどの運動施設にある代表的なトレーニングマシンです。下肢全体の浮腫をとる運動です。運動の負荷は、ペダルを漕ぐときの抵抗やペダルを漕ぐスピードで調整することができます。理想は、少し呼吸が速くなるが会話には困らない程度の負荷で連続して15分〜30分くらいを目安にします。太ももの疲労を強く感じるときは漕ぐ抵抗を少なくし、15分続けるには息が切れてしまう場合はゆっくりと漕ぐようにします。　　回数**10**回　難易度★★★

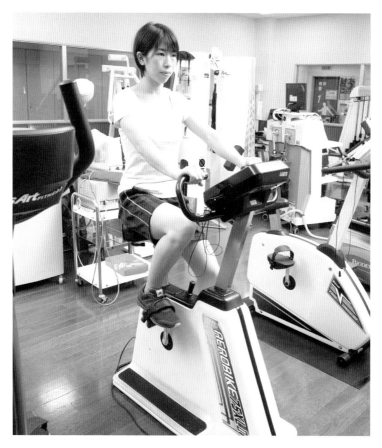

●トレッドミル（ランニングマシン）

　特に、太ももの裏側の浮腫をとりたいときに効果がある運動です。通常の歩行よりも太ももの裏側に効果があります。

回数 **10** 回　難易度 ★★★★

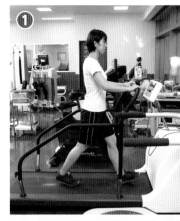

❶　普通に歩くスピードで

まず、普通に歩く程度のスピードで運動を行ってみましょう。普段、時速4〜5km程度で歩く人は、3〜4km程度にマシンを設定すると同じくらいに感じるはずです。

❷　早足で

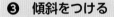

普通に歩く程度のスピードで慣れたら、少し大股にして速く歩くようにします。息が少し速くなるが会話には困らない程度が理想です。

❸　傾斜をつける

早足では物足りない人は傾斜をつけます。2度ぐらいずつ上げていき、自分にとっての理想の負荷を見つけていきましょう。

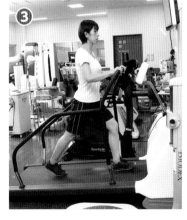

リンパ浮腫で悩まれる患者さんへ

第2章 リンパドレナージ・運動・弾性着衣

リンパ浮腫の基本的な知識

リンパ浮腫を予防する生活ガイド

リンパ浮腫を改善するセルフケア

わたしが病後に気をつけていること

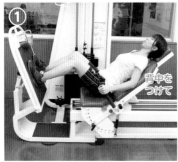

●レッグプレス

　レッグプレスも代表的なトレーニングマシンの1つです。下肢全体の浮腫をとる効果があります。エルゴメータやトレッドミルよりも、浮腫の改善に加えて筋力をつけたい人に適した運動です。

回数 **10** 回　難易度★★★★★

❶　仰向けに寝て台に足を乗せる

股関節（足の付け根の関節）とひざが90度曲がるように位置を調整して足を乗せます。

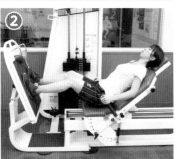

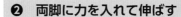

❷　両脚に力を入れて伸ばす

息を吐きながら両脚に力を入れて伸ばします。息を止めると血圧が高くなり体に悪い影響が出るので気をつけましょう。

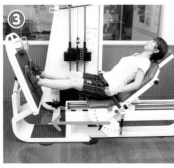

❸　足を伸ばして　　ぎりぎりのところで止める

そのまま足を伸ばしていきますが、完全に伸ばしきらないでぎりぎりのところで止めます。

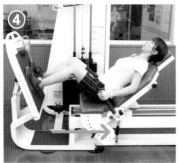

❹　ぎりぎりまで足を戻し、次の運動

足をゆっくりと元の位置に戻します。急速に戻さず、最初の状態になるぎりぎりのところまで戻したら、再び次の運動をくり返します。

●ヒップ・アブダクション＆アダクション

太ももの外側や内側の浮腫を取りたいときに効果的な運動です。アブダクションとアダクションはマシンの設定で切り替えることができます。

回数 **10** 回　難易度 ★★★★★

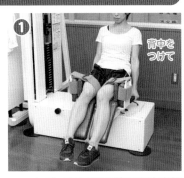

ヒップ・アブダクション

太ももの外側の浮腫を取りたいときは、足を外側に開くときに抵抗がかかるようにマシンを設定します。

❶ スタート準備

両足を伸ばしてマシンに乗せて、太ももをベルトで固定します。

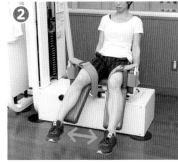

❷ 両足を開く

抵抗に負けないように力を入れて足を広げる。これ以上広げられないところまで広げたら、ゆっくりと足を元の状態に戻し、次の運動をくり返します。

ヒップ・アダクション

太ももの内側の浮腫を取りたいときは、足を内側に閉じるときに抵抗がかかるようにマシンを設定します。

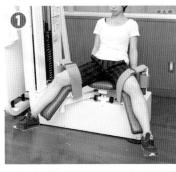

❶ スタート準備

両足を広げて乗せて、太ももをベルトで固定します。

❷ 両足を閉じる

抵抗に負けないように力を入れて足を閉じる。両脚がついたらゆっくりと足を元の状態に戻し、次の運動をくり返します。

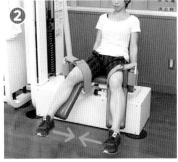

リンパ浮腫で悩まれる患者さんへ

第2章 リンパドレナージ・運動・弾性着衣

リンパ浮腫の基本的な知識

リンパ浮腫を予防する生活ガイド

リンパ浮腫を改善するセルフケア

わたしが病後に気をつけていること

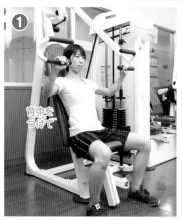

背中を
つけて

●チェストプレス

　胸と二の腕の外側の浮腫を効果的にとる運動です。　回数 **10** 回　難易度 ★★★★★

❶　両手でバーを握る

背中をいすにしっかりとつけて座り、脇を広げて両手でバーを握ります。

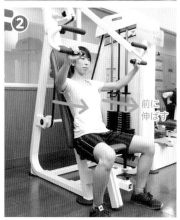

前に
伸ばす

❷　バーを上げる

胸に力を入れるように意識しながらバーを持ち上げます。

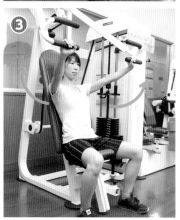

❸　ひじが伸びきる手前でゆっくりと戻し、次の運動をくり返す

ひじを伸ばしきるとひじを痛める人がいます。ひじが伸びきる手前で終わらせ、ゆっくりと元に戻して次の運動をくり返します。

●ローイング

背中の肩甲骨周辺の浮腫を効果的に取る運動です。 回数 **10** 回　難易度 ★★★★★

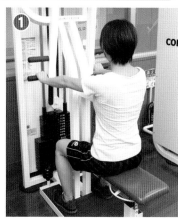

❶ 両手を伸ばしてバーを握る

背筋を伸ばして胸当てに体がつくかつかないかの位置に座り両手を伸ばしてバーを握ります。

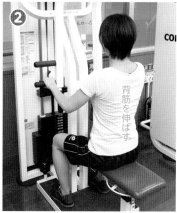

❷ バーを後ろに引く

背筋を伸ばしたまま、胸当てにもたれかからないように注意しながらバーを後ろに引きます。肩甲骨周辺に力を入れるように意識すると効果的です。

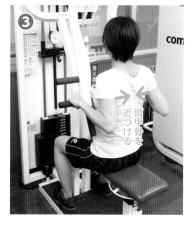

❸ いっぱいまでバーを引く

背筋を伸ばした姿勢が崩れない範囲で左右の肩甲骨を近づけて、いっぱいまで後ろにバーを引きます。その後、ゆっくりとバーを戻して、次の運動をくり返します。

リンパ浮腫で悩まれる患者さんへ

第2章 リンパドレナージ・運動・弾性着衣

リンパ浮腫の基本的な知識

リンパ浮腫を予防する生活ガイド

リンパ浮腫を改善するセルフケア

わたしが病後に気をつけていること

69

弾性ストッキングの基本的な履き方

一般の弾性ストッキングは、弾力が強いために、着るのも脱ぐのも大変です。基本的な履き方で難しいようなら器具を使って行います。太もものつけ根にストッキングの布地がたまりやすいので、くい込まないように注意しましょう。

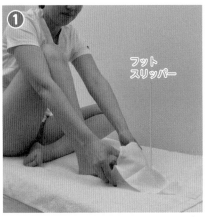

ストッキングに同梱されているフットスリッパーで足爪先を覆う

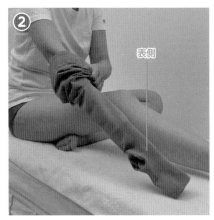

ストッキングに腕を入れ、かかとをつまんで裏返しにする

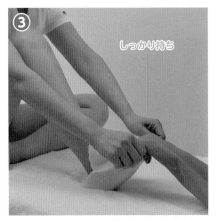

裏返しにしたストッキングの折り返し部分をしっかり持ち、足を入れる

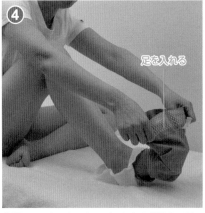

裏返しにしたストッキングのかかと部分を、足のかかとまで深く入れる

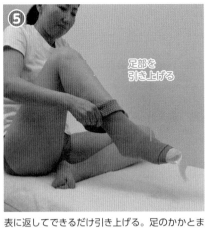

⑤ 足部を引き上げる

表に返してできるだけ引き上げる。足のかかとまで深く入れる

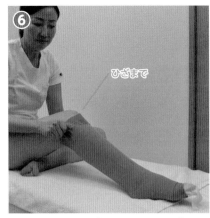

⑥ ひざまで

さらに上まで引き上げる。かかと部分はゴム手袋などでつまみ上げるとよい

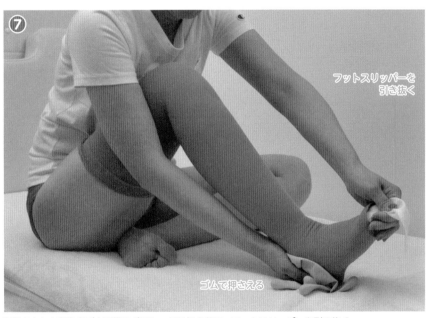

⑦ フットスリッパーを引き抜く

ゴムで押さえる

最後にかかと部分をゴム手袋などでしっかり押さえて、フットスリッパーを引き抜く

リンパ浮腫で悩まれる患者さんへ

第2章 リンパドレナージ・運動・弾性着衣

第3 リンパ浮腫の基本的な知識

第4 リンパ浮腫を予防する生活ガイド

第5 リンパ浮腫を改善するセルフケア

第6 わたしが病後に気をつけていること

イージースライド®を使用しての履き方

「イージースライド®」という、脚を覆いストッキングの着脱をしやすくする
筒状の製品があります。同梱のフットスリッパーより滑りがよく、楽に履
けるので1つ持っていると便利です。

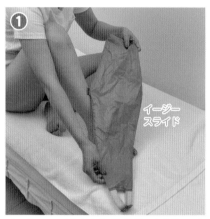

① イージースライド®を広げた状態。上半分(写真上部)を下半分に折り込んで使う

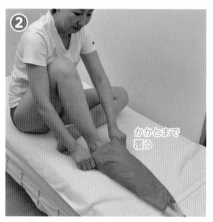

② イージースライド®で足先からかかとまで覆う

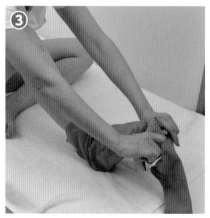

③ イージースライド®の上からストッキングを裏返しにせずに履く

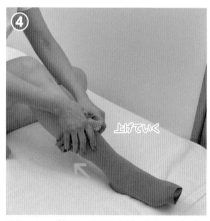

④ ストッキングを真っすぐ滑らせて入れて、上げていく

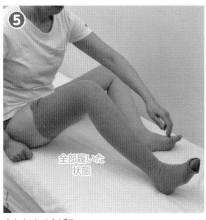

全部履いた
状態

太ももまで上げる

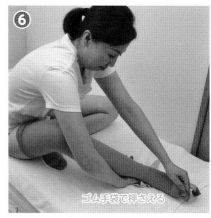

ゴム手袋で押さえる

かかと部分をゴム手袋で押さえて

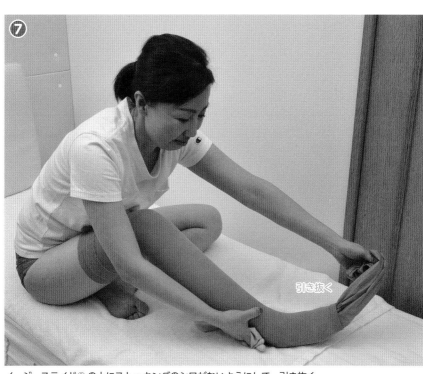

引き抜く

イージースライド® の上にストッキングのシワがないようにして、引き抜く

リンパ浮腫で悩まれる患者さんへ

第2章 リンパドレナージ・運動・弾性着衣

リンパ浮腫の基本的な知識

リンパ浮腫を予防する生活ガイド

リンパ浮腫を改善するセルフケア

わたしが病後に気をつけていること

グリップシート®を使用しての履き方

弾性ストッキング (スリーブ) を履くには腕の力が必要で、ゴム手袋でストッキングを摘まむようにして引き上げる感じになります。しかし、この方法は粘着性のあるシート (滑らない、引っ掛かりの強いゴム手袋のような感じ) の上にかかとを置き、シートの引っ掛かり (抵抗) を利用して、脚を前方に押し出すことで、脚の力を使ってストッキングを履く方法です。うまく利用すると、手軽で大変ラクな方法です。

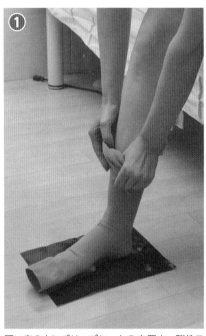

硬い床の上にグリップシート®を置き、弾性ストッキングを履けるところまで履いて、足裏にストッキングのかかと部分がくるようにする

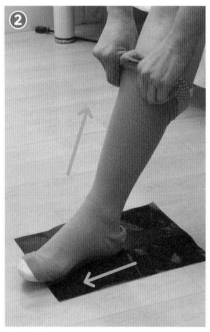

グリップシート®の引っ掛かりを利用して、足爪先をイモムシのように前方に動かしていくと、ストッキングのかかと部分は徐々にかかとに入っていく

マグナイド オン/オフ®を使用しての履き方

イージースライドと同様ですが、最後に手元に引き抜くことができます。まず、「マグナイド　オン/オフ®」を折り目にそって畳み、イージースライドと同じような袋を作ります。

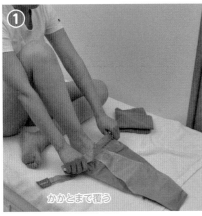

マグナイド オン / オフ® で足先からかかとまで覆う

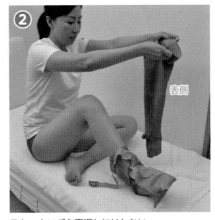

ストッキングを裏返しにはしない

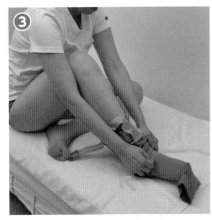

真っすぐ滑らせて入れて、上げていく

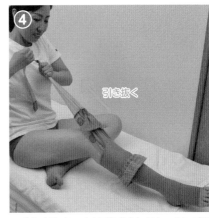

マグナイド オン / オフ® の上にストッキングのシワがないようにして、手元方向に引き抜く

第1章　リンパ浮腫で悩まれる患者さんへ

第2章　リンパドレナージ・運動・弾性着衣

第3章　リンパ浮腫の基本的な知識

第4章　リンパ浮腫を予防する生活ガイド

第5章　リンパ浮腫を改善するセルフケア

第6章　わたしが病後に気をつけていること

スチール製の補助具を使って

スチール製の補助具を使う方法もよく行われます。ベッドの端などに座って行うとスムーズにできます。

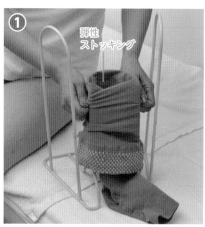

真ん中の部分に弾性ストッキングをセットする。ストッキングのかかと部分が枠の外側にくるところまでもっていく

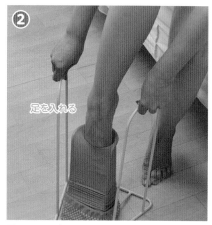

足のかかとが、弾性ストッキングのかかとに合うように注意して弾性ストッキングに足を入れる

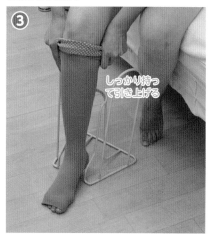

弾性ストッキングを引き上げる

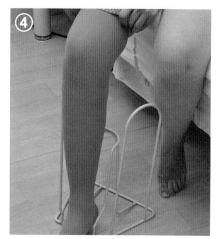

太ももまで引き上げる

弾性着衣による圧迫療法

シリコン付き弾性ストッキングを使って

ポールを脚と見做（みな）してポールに弾性ストッキングを履かせ、液体の入った浮き輪の形のゴムに裏返しに巻き取り、それを脚に戻して履かせていく方法です。うまくできると最も力を出さなくてすむ方法です。夜にセットしておいて、朝起床時に短時間で履くこともできます。

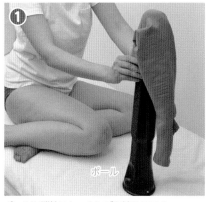

① ポールに弾性ストッキングを被せていく

ポール

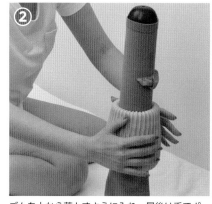

② ゴムを上から落とすように入れ、最後は手でポールの下まで持っていき、その後シワができないように注意しながら、ストッキングを引き上げる

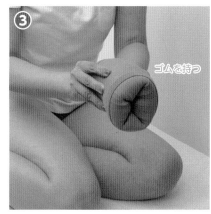

③ ポールからストッキングが巻き付いたゴムを外して持つ

ゴムを持つ

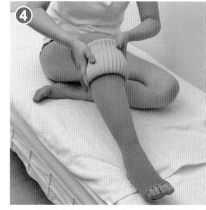

④ 足先に当てて履き、ストッキングが全部履けたらゴムを下す

※着け方の詳しい解説は、最終ページに掲載した広田内科クリニックの「むくみページ」の動画をご覧ください。

リンパ浮腫で悩まれる患者さんへ

第2章 リンパドレナージ・運動・弾性着衣

リンパ浮腫の基本的な知識

リンパ浮腫を予防する生活ガイド

リンパ浮腫を改善するセルフケア

わたしが病後に気をつけていること

一般的な弾性スリーブ(ミトン無し)の着用方法

乳がんの患者さんなど、腕にむくみが出る場合は、弾性スリーブを用います。弾性スリーブは腕のむくみを改善するのに有効です。一般的には手首までのスリーブタイプが用いられます。引き上げるとき、引き上げすぎると、わきの下付近でくい込みやすいので注意しましょう。

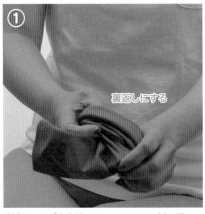

① 裏返しにする

弾性スリーブを先端から5～6㎝まで折り返して裏返しにする

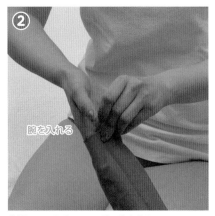

② 腕を入れる

裏返しにしたところに手の先を入れる

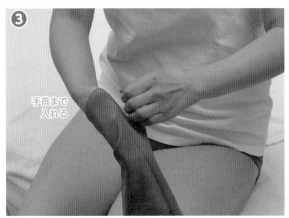

❸ 手首まで入れる

裏返しにした状態で手首まで入れる

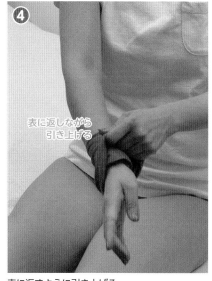

④

表に返しながら引き上げる

表に返すように引き上げる

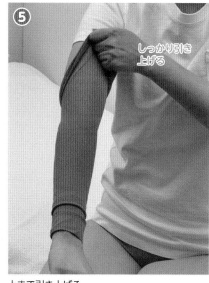

⑤

しっかり引き上げる

上まで引き上げる

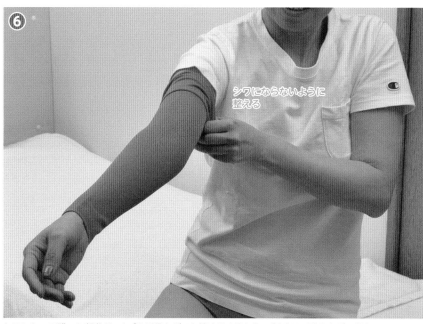

⑥

シワにならないように整える

シワになって残った部分は、(ゴム手袋などで)摘まむようにして順ぐりに引き上げて整える

第1章 リンパ浮腫で悩まれる患者さんへ

第2章 リンパドレナージ・運動・弾性着衣

第3章 リンパ浮腫の基本的な知識

第4章 リンパ浮腫を予防する生活ガイド

第5章 リンパ浮腫を改善するセルフケア

第6章 わたしが病後に気をつけていること

COLUMN 1

第1段階は「弾性包帯」による圧迫療法

圧迫療法の手段として、第1段階の集中的排液期には「弾性包帯」による
多層包帯法が行われます。

　溜まったリンパ液を集中的に排液する第1段階の治療では、弾性包
帯を巻いた「圧迫療法」と圧迫した状態での「運動療法」が基本にな
ります。適切な圧迫力をかけるには正しい巻き方が必要で、不適切に
使用すると、逆効果にもなります。多層的に巻く弾性包帯は慣れない
と1人で巻くのは難しい面があります。巻くのに時間がかかり負担に
なるようなら、比較的簡単に使用できる「粘着性弾性包帯」を利用す
ることもできます。ただし、習熟が必要なので安易に使用することは
避けてください。

COLUMN 2

空気式マッサージ器による
間欠的空気圧迫法

間欠的空気圧迫装置（空気式マッサージ器）は、筒状のカフを空気圧で膨張・
収縮させる装置です。この装置を用いて患肢の浮腫液を体幹部に誘導する
療法が「間欠的空気圧迫法」です。

　最近では、用手的リンパドレナージを行うセラピストが増えたとは
いっても、全国的にみると少数ですし、保険の適用範囲は小さいため、
実際には受けられない患者さんが多い状況です。

　そこで、お手伝いにマッサージ器を使うのも、1つの方法かもしれ
ません。その際、マッサージ器で強く圧をかけすぎると、むくみを脚(腕)
の付け根にため込んでしまうことがあるので、先に脚の付け根を手で
（用手的）ドレナージをして、その部分の道をあけておいてから、脚（腕）
の付け根にむくみが溜まらないことを確認しながらマッサージ器を使
用するとよいでしょう。海外でも同様の状況でマッサージ器が使用さ
れており、日本でもその効果が研究されています。

第 3 章

リンパ浮腫の
基本的な知識

リンパ浮腫ってどんな病気？

がんの治療で、リンパ節を切除する治療や放射線治療などを受けた人に起こることのある慢性的なむくみを、リンパ浮腫といいます。

●そもそもリンパとは？

わたしたちの体には、血管と同様リンパ管が体中に張り巡らされています。心臓から送り出される動脈側の毛細血管から、細胞の間を流れる組織間液を通じて、水分や栄養分、酸素などが各組織に届けられ、静脈側の毛細血管からは老廃物や二酸化炭素など不必要なものが回収されて心臓に戻っていきます。このとき、毛細血管で吸収しきれない水分、タンパク質、二酸化炭素、細菌・ウイルスなどの異物を含んだ液体がリンパ管に吸収されます。これがリンパ液で、やがて静脈に合流して心臓に戻ります。

●リンパ管の集まるリンパ節を切除すると浮腫が起きやすい

リンパ節とは、リンパ管の途中にあって、複数のリンパ管が集まるところで、細菌やウイルス、腫瘍細胞がないかどうかのチェックなどをする関所のような役割を果たしています。がん細胞にはリンパ節を通して全身に広がる性質があるので、がんの再発を防ぐために、患部だけでなく、転移している可能性のある近くのリンパ節の切除（リンパ節郭清術）が行われることがあります。関所の役割を果たすリンパ節を切除すると、リンパ管が中断され、吸収しきれなかったタンパク質が皮下組織のすき間にたまって水分を引きつけて浮腫の原因になります。

●放射線治療をおこなった場合もリンパ浮腫は出やすい

乳がんや子宮がん、卵巣がん、前立腺がん、大腸がん、膀胱がんなどの治療でリンパ管の切除や放射線治療が行われると、リンパ液の流れが悪くなって、むくみが生じます。たいていの場合、むくみは徐々に引いていきますが、慢性的なむくみがリンパ浮腫です。

リンパの流れとリンパ節

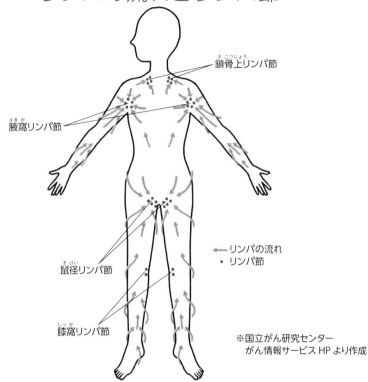

鎖骨上リンパ節
（さ こつじょう）

腋窩リンパ節
（えき か）

鼠径リンパ節
（そ けい）

膝窩リンパ節
（しっ か）

←　リンパの流れ
・　リンパ節

※国立がん研究センター
　がん情報サービス HP より作成

血管とリンパ液の流れ

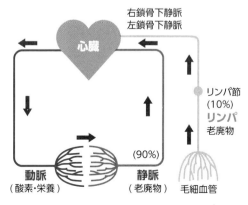

右鎖骨下静脈
左鎖骨下静脈

心臓

リンパ節
（10%）

リンパ
老廃物

（90%）

動脈
（酸素・栄養）

静脈
（老廃物）

毛細血管

第1章　リンパ浮腫で悩まれる患者さんへ

第2章　リンパドレナージ・運動・弾性着衣

第3章　リンパ浮腫の基本的な知識

第4章　リンパ浮腫を予防する生活ガイド

第5章　リンパ浮腫を改善するセルフケア

事例　わたしが病後に気をつけていること

リンパ浮腫はどのように起こる？

リンパ節の切除がもっとも大きな原因ですが、放射線治療や一部の薬物療法を受けた影響などでもリンパ浮腫は起こることがあります。

●むくみが起きるわけ

　リンパ節が切除されたり、放射線治療などで破壊されたりすると、タンパクや水分がリンパ管に吸収されなくなり、血管外の皮膚組織（組織間隙_{そしきかんげき}）に溜まっていきます。そのむくみが多くなり、慢性的になったのがリンパ浮腫です。

●リンパ浮腫のほとんどは、がん治療の影響

　リンパ浮腫には、先天性や原因不明の一次性のものもありますが、比較的少ないです。二次性（続発性）のなかでも、真菌・寄生虫感染によるもの以外は、ほとんどがリンパ節郭清術や放射線治療などのがん治療から影響を受けたものです。乳がん手術でリンパ節郭清を受けた人の約10〜20％、同様に子宮や卵巣などの婦人科系がんでは約30〜35％にリンパ浮腫が発症するといわれています。さらに放射線治療や特定の化学療法を行うと、発症率が高まることがわかってきています。

●発症時期には個人差が大きい

　リンパの流れが滞ってからも、徐々にリンパ液の通る脇道がつくられ、前とは違うリンパ節に合流するようになります。このため、手術後の一時的なむくみはほとんどの場合引いていきますが、脇道が詰まったり、流れが滞ったりする場合があります。だれにどのタイミングで起きるのかは、わかりません。手術後すぐに発症する人もいれば、手術後の生活のしかたによって、何十年も経ってから発症する場合もあるなど、個人差が大きいのです。

がんの手術後にむくみやすい場所

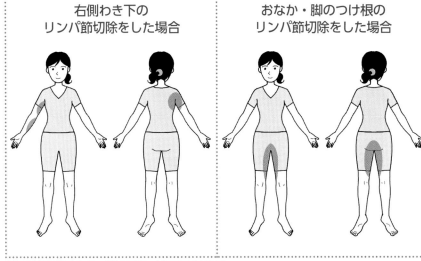

右側わき下の リンパ節切除をした場合	おなか・脚のつけ根の リンパ節切除をした場合

※国立がん研究センターがん情報サービスHPより作成

新しいリンパ管のでき方

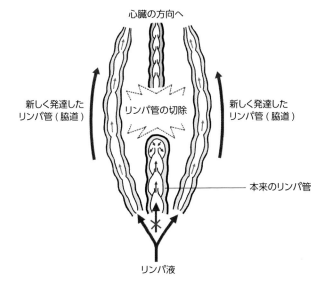

心臓の方向へ

新しく発達した
リンパ管(脇道)

リンパ管の切除

新しく発達した
リンパ管(脇道)

本来のリンパ管

リンパ液

第1章 リンパ浮腫で悩まれる患者さんへ

第2章 リンパドレナージ・運動・弾性着衣

第3章 リンパ浮腫の基本的な知識

第4章 リンパ浮腫を予防する生活ガイド

第5章 リンパ浮腫を改善するセルフケア

事例 わたしが病後に気をつけていること

リンパ浮腫にもステージがある

リンパ浮腫発症の可能性が生じた初期の段階から、見た目のむくみだけでなく、生活上での違和感やさまざまな変化に注意を払う必要があります。

●むくみがなくても注意は必要

　リンパ浮腫の早期には、だるさ、疲労感、患肢の軽いこわばり、なんとなく違和感があるくらいで、はっきりした自覚症状がなく、発症に気づかないことも多いです。しかしリンパ節郭清術などが行われれば、必然的にリンパの流れは滞り、元の状態に戻ることはありません。むくみが出ていなくても潜在的なリンパ浮腫0期と考え、体重のコントロールや日常生活での注意を怠らないようにしましょう。

●進むと現れるさまざまな症状

　初期には、服（特に袖口）・指輪・腕時計がきつい、靴がきつくて履きにくい、正座ができなくなったなど、日常生活での不便さ、違和感が強くなってきます。ステージが進むと、チクチクするような患肢の違和感、だるさ、重苦しさ、うずき、皮膚の圧迫感、肩や背中、太ももなど患部に近いところが腫れぼったい、物をしっかり握れなくなるなどの自覚症状が出ることもあります。また患部が赤く腫れて熱を持つこともあります。

●早期発見・早期治療が大切

　さらに重症になると、手や指がうまく動かない、箸が持てない、階段が上がりづらい、歩くのが困難になるなど、日常生活に支障をきたすようになります。特に注意したいのが皮膚の変化です。肌のきめが粗くざらざらになったり、皮膚からリンパ液がにじみ出たり、患肢が炎症を起こしむくみが悪化する蜂窩織炎（140ページ参照）が多くなるなど、皮膚の変化には注意が必要です。「肌の具合が少しヘン」と感じたら症状が進まないうちに、主治医を受診しましょう。

リンパ浮腫の進行度

段　階	主　な　症　状
潜伏期 (ステージ0)	むくみは見られず、リンパ量も正常だが、流れが低下傾向にある。検査をすると異常が確認できる。
第I期 (ステージI)	むくみは軽く軟らかい。指で押すとへこみ、その痕が残ることもある。むくんだ腕または脚を上げておくと元に戻る。
第II期 (ステージII)	皮膚が繊維化して硬くなり、指で押してもへこまないことがある。腕や脚を上げても元に戻らなくなる。
第II期後期 (ステージII)	組織の繊維化が見られ、指で押しても痕がつかない。
第III期 (ステージIII)	むくみがひどく、皮膚はさらに厚く、硬くなり、象の皮膚のようにガサガサしてくる。(象皮期)

浮腫の進行を確認するには、脚の太さだけでなく、
①指で押さえた時に圧迫痕が残るか、②皮膚の硬さ、を見ることが大切です。

リンパ浮腫のステージ

第Ⅰ期(ステージⅠ)

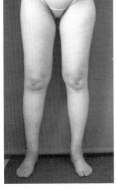

(可逆性リンパ浮腫)
右足首と左大腿外側が
わずかにむくみはじめている

第Ⅱ期(ステージⅡ)

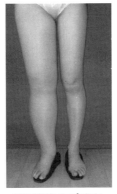

(非可逆性リンパ浮腫)
右脚全体が
明らかに太い

第Ⅲ期(ステージⅢ)

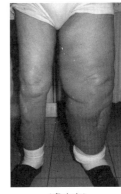

(象皮病)
左下肢が象の皮膚のように
硬く変形している

第1章 リンパ浮腫で悩まれる患者さんへ

第2章 リンパドレナージ・運動・弾性着衣

第3章 リンパ浮腫の基本的な知識

第4章 リンパ浮腫を予防する生活ガイド

第5章 リンパ浮腫を改善するセルフケア

事例 わたしが病後に気をつけていること

リンパ浮腫を放っておくとどうなるの？

リンパ浮腫は、放っておいても治る病気ではありません。命の危険に至ることは滅多にありませんが、それでもできるだけ早い対処が肝要です。

●蜂窩織炎の恐れ

蜂窩織炎は傷などから細菌が侵入し、リンパ管に取り込まれて起きる炎症です。水虫菌もその原因菌の一つです。リンパ浮腫で皮膚の抵抗力が弱まっているため、細菌が少し入っただけで一気に広がってしまいます。

症状は、むくみの部分が赤く腫れて熱を持ち、発熱をともなうこともあります。炎症がきっかけで浮腫が悪化し、さらにむくみによって感染が助長されるという悪循環が起こるので、十分な注意が必要です。急に症状が出た場合は、安静にして患部を冷やし、なるべく早く医療機関を受診しましょう。「リンパ管炎」も同じ意味で使われることがあります。

●象皮病の恐れ

リンパ浮腫のむくみを治療せずに長期間放置しておくと、組織間隙のタンパクが増加し、変性して繊維網（せんいもう）を作ります。皮膚の表面が硬く、腕または脚が極端に太くなり、変形します。まるで象の皮膚のようになるので、象皮病（87ページ参照）といわれます。

●改善はどの段階でも可能

現在の医学ではリンパ浮腫の完治は望めませんが、治療法をよく理解してあきらめずに続けていけば、硬くて太かった腕や脚を少しでも軽く細くすることは可能です。浮腫が重症になった場合は特に、外見上の変化や行動範囲が狭くなること、そして元の状態には戻らないことにショックを受ける人も多く、それに伴い精神的に落ち込んでうつ状態にまでなるケースもあります。長期間放っておかず、なるべく早く医療機関にかかることが必要です。

リンパ浮腫治療による改善例

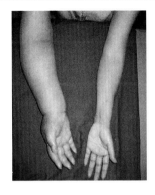
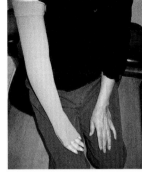

①右上肢の リンパ浮腫

◀左　治療前
右腕がむくんでいる。
ステージⅡ

◀右　治療後
弾性スリーブの着用等に
より、改善

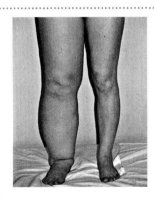
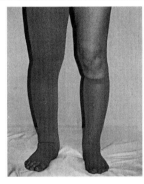

②右下肢の リンパ浮腫

◀左　治療前
右下肢がむくんでいる。
ステージⅡ

◀右　治療後
弾性ストッキングの着用
等により、改善

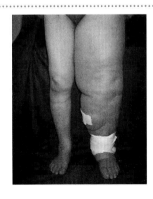
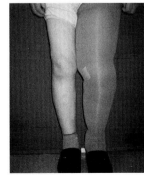

③左下肢の リンパ浮腫

◀左　治療前
左下肢が日常生活に支障
が出るほど大きくむくん
でいる。
ステージⅢ

◀右　治療後
弾性ストッキングの着用
等により、改善

第1章　リンパ浮腫で悩まれる患者さんへ

第2章　リンパドレナージ・運動・弾性着衣

第3章　リンパ浮腫の基本的な知識

第4章　リンパ浮腫を予防する生活ガイド

第5章　リンパ浮腫を改善するセルフケア

専柄　わたしが病後に気をつけていること

リンパ浮腫を悪化させないセルフチェック

がん手術などでリンパ浮腫の可能性が出てきても、日ごろ予防を心がけていれば、万一発症しても早期に発見でき、重症化を防ぐことができます。

●リンパ浮腫とは一生のおつき合い

　リンパ節郭清術を行っても、リンパ浮腫にならない人もいれば、直後になる人、また何十年後になる人もいます。このように、リンパ浮腫は個人差の大きい疾患です。発症した場合、完治が難しく、一生つき合うケースが多い疾患でもあります。ただし、発症したからといって症状が進むとは限りません。体調や体重の変化、肌の具合などのセルフチェックを心がければ、早期治療も可能になり、悪化を防ぐこともできます。日常的にケアや治療を実践できるよう、自己管理が重要になります。

●自分で測って早期発見

　早期発見のためには、セルフチェックも役立ちます。乳がんの場合は腕や手、子宮がんや前立腺がんの場合は脚など、定期的に同じ場所を測り、記録をつけましょう (126 ページ参照)。どこか 1 カ所でも 5 〜 10mm以上くらい増えたら、かかりつけ医に相談しましょう。

●予防は大事でも、やり過ぎには気をつけて

　予防が大切なのはもちろんですが、神経質になりすぎるのもよくありません。手術後すぐに何度もリンパドレナージに通う、目立ったむくみはないのに、弾性着衣をつけるなど、やりすぎる予防はかえって状態を悪くする恐れがあります。自分で判断せず、専門医に相談することが大事です。初期の手術（リンパ管静脈吻合術など）などは時期尚早の場合もあります。
　予防と初期治療でもっとも大事なのは、日常生活での注意です。それを守れれば、それ以上の進行は十分抑えられます。

リンパ浮腫を悪化させない
セルフチェック

①毎日、体重測定を
体重が増えるとリンパ浮腫が悪化することが多いので、毎日測定し食事管理に気をつけましょう。

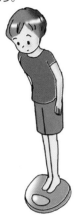

②腕や脚の計測をこまめに
リンパ浮腫の状態はいつも気にかけておきましょう。それには腕や脚の周径の計測をこまめに行いましょう。

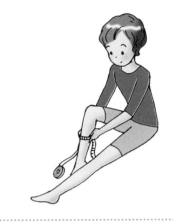

③体調の変化に気をつけて
患部の炎症によって発熱することもあるので、悪化させないためには体温測定などを行い体調の変化に気をつけましょう。

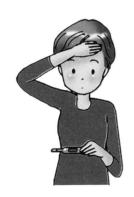

④肌の変化に気をつけて
日焼けや虫刺されなどは浮腫を悪化させるので、肌の健康状態にはいつも気をつけましょう。

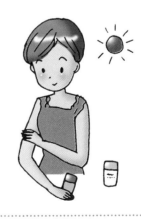

第1章 リンパ浮腫で悩まれる患者さんへ

第2章 リンパドレナージ・運動・弾性着衣

第3章 リンパ浮腫の基本的な知識

第4章 リンパ浮腫を予防する生活ガイド

第5章 リンパ浮腫を改善するセルフケア

事例 わたしが病後に気をつけていること

リンパ浮腫の
こんなサインに気をつけて

●数年後に発症することもあるので要注意

　手術や放射線治療を受けて間もない時期に、日常生活での注意事項や、腕や脚の挙上にまじめに取り組んでいた人も、手術後順調に回復していくうちに、気を抜きがちになります。また、がんの再発やほかの病気の発症、重大な出来事などがあると、心の余裕がなくなり、日ごろの注意も忘れていくでしょう。

　しかしリンパ浮腫は、手術のあと数年後あるいは十数年後に発症することもあります。急にリンパ浮腫が起こったときでも、その前兆として、随分前から体の変調がある場合があります。次のような症状が出たら注意が必要です。

> ・患肢が腕なら二の腕（上腕）、腋の下の下方から背中にかけての一帯、肩、鎖骨の上あたりに違和感がある。
> ・患肢が脚なら太もも（大腿部）や下腹部、股間（外陰部周辺）あたりに違和感がある。
> ・違和感は「だるさ」や「微妙なブヨブヨ感」、「なんとなくの痛さ」など。

　こうした変調を感じたら放置せず早めに医師に相談しましょう。早期発見・早期治療によって、本格的な浮腫が起きるのを食い止めましょう。

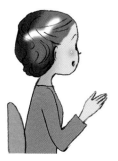
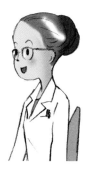

第4章

リンパ浮腫を
予防する
生活ガイド

予防の基本はがんばり過ぎないこと

リンパ浮腫の予防には、リンパ液の流れを滞らせる原因を遠ざけることが大切。退院後は、体調に合わせてマイペースで過ごすことを心がけましょう。

●体調に応じて無理のない生活を

　リンパ節郭清を受けた場合でも、術後の経過には個人差があります。リンパ浮腫が起こるか起こらないか、また起こった場合の程度も人それぞれ。さらに、毎日の過ごし方にも左右されます。リンパ浮腫を予防するために良いこと・悪いことを単純に分けることはできませんが、日ごろから注意したいのが「無理をしない」こと。疲労がたまったり、なんらかの理由でリンパ液の流れが妨げられたりすること（うっ滞）が、リンパ浮腫の発症や悪化のきっかけになるからです。

●疲れたときはしっかり休む

　退院後、自宅での生活が始まると、つい手術前のペースで仕事や家事をこなしたくなってしまうかもしれません。でも、無理は禁物です。「まだ大丈夫」などとがんばるのはやめ、疲れを感じたときは体を休めましょう。睡眠を十分にとり、疲れを翌日にもち越さないことも大切です。職場や家庭の環境によっては「休みにくさ」を感じることがあるかもしれませんが、リンパ浮腫は発症してから治すより、予防するほうが心身の負担が小さいもの。「自分さえ我慢すれば」などとがんばり過ぎず、つらいと感じたときは遠慮せずに休みましょう。

●何ごとも「やり過ぎ」に注意

　「疲れない＝動かない」ということではありません。体力を使わないデスクワークであっても、長時間続けると体に負担がかかります。座りっぱなし、立ちっぱなし、のように同じ姿勢をとり続けるのもよくありません。

予防のための心がけの基本

がんばり過ぎない
「絶対にしてはいけないこと」はないが、無理は禁物。自分の体調を最優先し、がんばり過ぎないようにする

疲れたら休む
疲労をため込むことは、リンパ浮腫の発症・悪化につながる。周りに遠慮せず、疲れたときは休むことが大切

「やり過ぎ」に注意する
仕事、家事、趣味などに熱中すると、長時間続けてしまいがち。こまめに休憩をとるなどの工夫を

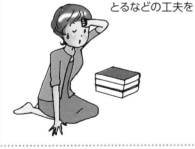

身近な人に手伝ってもらう
仕事や家事をひとりで抱え込まないように注意。無理そうなことは、周りのひとに手伝ってもらう

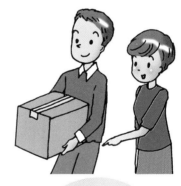

睡眠を十分にとる
睡眠は、心身の疲労回復の基本。疲れるとむくみやすいので、一日の疲れは、翌日にもち越さない

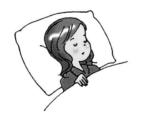

リンパ浮腫を発症し、悪化すると、症状の改善に時間がかかることも。「予防」の段階できちんと休んだほうが、周囲にも迷惑をかけずにすむ

第1章 リンパ浮腫で悩まれる患者さんへ

第2章 リンパドレナージ・運動・弾性着衣

第3章 リンパ浮腫の基本的な知識

第4章 リンパ浮腫を予防する生活ガイド

第5章 リンパ浮腫を改善するセルフケア

事例 わたしが病後に気をつけていること

リンパ液の流れをスムーズにする生活の工夫

生活習慣や姿勢など、日常生活の中のちょっとした動作や行動に気を配り、それを習慣にしていくことが、リンパ浮腫の予防につながります。

●体を締めつけないようにし、適度に体を動かす

リンパ液の流れは、適度に体を動かすことでスムーズになります。体の動きに伴ってリンパ管の働きが活発になるからです。反対に、意識して控えたいのが、リンパの流れを滞らせる原因となる動作。具体的には、体（＝体内のリンパ管）を締めつけたり押さえつけたりすることや、長時間、体を動かさずにいることです。体の温め過ぎもむくみを悪化させることがあるので、熱いお風呂や長風呂、冬は、こたつやホットカーペットにも注意しましょう。体を温め過ぎるだけでなく、低温やけどによって皮膚に炎症を起こすこともあるので、使い方に気をつけましょう。

●腕のリンパ浮腫を予防するために

乳がんに伴うリンパ節郭清や放射線治療を行った場合は、手術した側の腕に負担をかけないことを心がけます。基本は、重いものをもたないことと、ひじを曲げたままにしたり、下ろした状態を続けたりしないこと。荷物を運ぶときは身近な人に協力を求めたり、腕への負担が少ないキャスター付きのバッグなどを利用しましょう。よく使用する収納は高めの位置にしておくと、日常生活の中で手を上げる機会を増やすことができます。

●脚のリンパ浮腫を予防するために

子宮がんなどに伴うリンパ節郭清を行った場合は、脚に負担をかけないことが第一です。脚の付け根やひざを曲げたままにするのはよくないので、正座やしゃがんだ姿勢は避けましょう。トイレも、和式より洋式を。立ちっぱなし、座りっぱなしにならないように注意し、長時間机に向かう場合は、机の下に台などをおき、脚を伸ばせるようにするとよいでしょう。

日常生活で気をつけたいこと

腕のリンパ浮腫予防に！

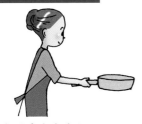

重いものをもたない
調理器具など日常的に使う道具も、できるだけ軽いものを選ぶ

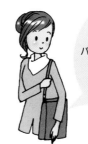

荷物が多いときはキャスター付きのバッグなどを利用するとよい

腕に負担をかけない
バッグなどをかけるなら、腕ではなく肩に

脚のリンパ浮腫予防に！

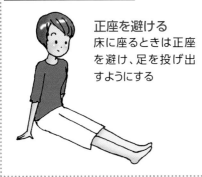

正座を避ける
床に座るときは正座を避け、足を投げ出すようにする

トイレは洋式に
しゃがんだ姿勢も体に負担がかかるので、洋式のほうがよい

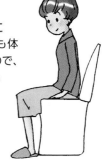

デスクワークの際は脚を伸ばす
机の下に台などを置き、脚を伸ばせるようにするとよい

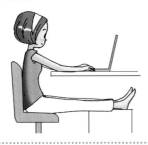

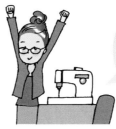

パソコンの作業や製図、裁縫など、細かい作業をするときは特に注意！

集中する作業は休憩を入れながら
同じ姿勢を続けないよう、こまめに休憩して体を動かす

第1章 リンパ浮腫で悩まれる患者さんへ

第2章 リンパドレナージ・運動・弾性着衣

第3章 リンパ浮腫の基本的な知識

第4章 リンパ浮腫を予防する生活ガイド

第5章 リンパ浮腫を改善するセルフケア

事例 わたしが病後に気をつけていること

リンパ浮腫以外の原因で起こるむくみもある

むくみは、リンパ浮腫以外の原因で起こることもあります。むくみに気づいたときは、生活習慣や体調の変化なども見直してみましょう。

●むくみの原因はリンパ浮腫だけではない

　がんの手術に伴うリンパ節郭清や放射線治療を行ったことがあった場合でも、むくみ＝リンパ浮腫とは限りません。リンパ浮腫以外の原因で起こるむくみがあることも知っておきましょう。リンパ浮腫は左右差があって、片側だけからむくみはじめることが多いので、両側が同じようにむくんできたら、リンパ浮腫ではないかもしれません。

●だれにでも見られる起立性浮腫

　もっとも多く見られるのが、「起立性浮腫」です。立っているとき、脚に送られてきた血液は、ふくらはぎの筋肉などの力によって心臓へ押し戻されます。でも脚の筋力が弱いと、脚の静脈に血液がたまり、血管外に水分がもれ出してむくみが起こることがあるのです。こうしたむくみは、長時間立ちっぱなしでいることや塩分の摂り過ぎを避け、生活リズムを整えるなどの工夫で、予防・改善することができます。また、「起立性浮腫」は精神的な影響で症状が強まる場合があり、その場合は「特発性浮腫」と分類されることもあります。特発性浮腫の場合、メンタルケアや生活環境の見直しなども必要になります。

●肥満や他の病気などに伴うむくみも

　肥満が原因で起こる「脂肪浮腫」は、皮下脂肪がリンパ液の流れを妨げることがおもな原因です。寝たきりの生活が長く続く際などに深部静脈血栓ができて「静脈性浮腫」を発症することもあります。「低タンパク性浮腫」は、低栄養や腎臓、肝臓、腸などの障害によって血液中のタンパク質濃度が下がることが原因で起こります。

リンパ浮腫以外のむくみ

起立性浮腫

長時間立っていた後などに多く見られる。血液が脚から心臓へ戻りにくくなるために起こる

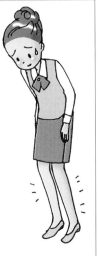

特発性浮腫

精神的な影響によって、起立性浮腫の症状が強まったもの

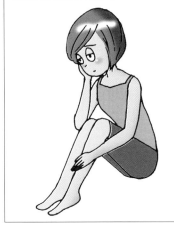

低タンパク性浮腫

なんらかの理由で血液中のタンパク質濃度が下がり、血管の外にもれ出す水分が増えることで起こる

脂肪浮腫

肥満によって起こる。体脂肪によってリンパ液の流れが妨げられることなどによって起こる

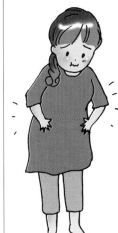

症状が進むとリンパ管そのものが変性し、「脂肪リンパ浮腫」を引き起こすこともある

静脈性浮腫

深部静脈血栓などによって血管がつまり、血液が流れにくくなるために起こる

第1章 リンパ浮腫で悩まれる患者さんへ

第2章 リンパドレナージ・運動・弾性着衣

第3章 リンパ浮腫の基本的な知識

第4章 リンパ浮腫を予防する生活ガイド

第5章 リンパ浮腫を改善するセルフケア

事例 わたしが病後に気をつけていること

皮膚を傷つけないようにする

リンパ系が十分に働いていないと、小さな傷が炎症を起こしたり合併症の原因となったりすることも。日ごろから、けがなどに注意しましょう。

●小さな傷が炎症の原因に

　リンパ浮腫の予防に取り組むときは、リンパ液の流れを滞らせないことに加え、皮膚を守ることも大切です。リンパ浮腫は、自覚症状がなかったり、症状が軽かったりしても発症していることがあります。リンパ系のおもな役割は、外から入ってきた異物から体を守ること。そのためリンパの流れが悪くなっていると、小さな傷でも炎症を起こしやすいのです。皮膚が炎症を起こすとリンパ系への負担が増えてむくみも悪化し、**蜂窩織炎**（ほう　か　しき　えん）（140ページ参照）を引き起こすこともあります。

●けがや虫さされに注意する

　炎症を防ぐためには、皮膚を傷つけないことが第一です。けがだけでなく、虫さされにも注意。かゆみがあると皮膚をかきこわし、感染のきっかけになることがあるからです。暑い季節は、あせもにも気をつけましょう。ムダ毛の処理は、必要最低限に。皮膚を傷つけやすいカミソリは避け、電気シェーバーなどを使用します。医療脱毛を行う場合は、事前にリンパ浮腫があることを伝え、医師と相談しましょう。

●傷口は洗い、絆創膏で覆う

　切り傷やすり傷ができてしまったときは、傷口をすぐに水道水で洗います。清潔なタオルなどで水分をふきとった後、傷口を覆うように絆創膏（ばんそうこう）をはりましょう。虫に刺されたときはかきこわしを防ぐため、かゆみ止めを塗っておきましょう。

皮膚の炎症を防ぐために気をつけたいこと

ムダ毛のケアにカミソリを使わない

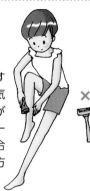

皮膚を傷つけやすいカミソリより、電気シェーバーのほうが安全。脱毛用のクリームは刺激が強い場合があるので、選び方に注意

虫刺されを防ぐ

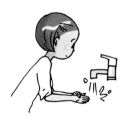

虫の多い時期にアウトドアで過ごすときは、長袖・長ズボンで皮膚の露出を減らす。虫よけスプレーなども利用する

深爪に注意

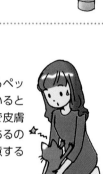

爪を切るときは、深爪をしないように注意する。ささくれや甘皮は引っ張ってむかず、保湿ケアなどで対処する

ペットとの接し方に注意

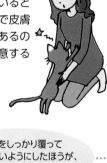

よくなついているペットでも、遊んでいるときなどに歯や爪で皮膚が傷つくことがあるので、接し方に注意する

> 傷口をしっかり覆って乾かさないようにしたほうが、早くきれいに治る!

切り傷やすり傷ができたときは……

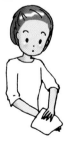

1 傷口を水道水でよく洗う

2 清潔なタオルなどで水分をふき取る

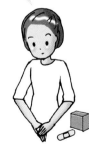

3 絆創膏で傷口を完全に覆う

第1章 リンパ浮腫で悩まれる患者さんへ

第2章 リンパドレナージ・運動・弾性着衣

第3章 リンパ浮腫の基本的な知識

第4章 リンパ浮腫を予防する生活ガイド

第5章 リンパ浮腫を改善するセルフケア

事例 わたしが病後に気をつけていること

スキンケアを習慣にする

皮膚の炎症は、肌荒れなどから起こることもあります。皮膚を健康な状態に保つ基本は、保湿。正しいスキンケアの方法を知っておきましょう。

●肌荒れも炎症の原因に

　肌を傷つけ、炎症を起こす原因となるのは、けがや虫さされだけではありません。肌荒れにも十分な注意が必要です。健康な肌は、表面の角質層が薄い皮脂膜で覆われています。でも乾燥が進んで荒れた肌は皮脂膜がこわれて角質層が乱れるため、肌の中に異物が進入しやすくなっています。そのため、かゆみや湿疹などの肌トラブルを起こしやすく、肌を傷つけて炎症を起こす原因になるのです。

●スキンケアの基本は清潔と保湿

　肌荒れを防ぐ基本は、清潔に保つことと保湿です。手洗いや入浴の際は熱過ぎるお湯を避け、石けんはよく泡立てて使います。石けんやボディソープは、できるだけ保存料や香料が含まれていないものを選ぶと安心です。濡れた皮膚は傷つきやすいので、手や体を拭くときはゴシゴシこすらないように注意。手洗いや入浴後は、時間をおかずに保湿剤やクリームを塗っておきましょう。

●日焼けや肌トラブルにも注意

　日焼けにも、日常的に注意が必要です。赤く炎症を起こすような夏の強い日射しに注意するのはもちろんですが、軽い日焼けも肌の乾燥の原因になります。日焼けが気になるときは保湿ケアをていねいに行うほか、日焼け止めなども上手に使って皮膚を守りましょう。水虫なども含め、皮膚に傷ができるような肌トラブルがある場合は皮膚科を受診し、適切な治療を受けるようにします。

肌荒れを防ぐために

お湯の温度はぬるめに
熱いお湯は、皮膚表面の皮脂をとり過ぎる原因になるので、手洗いや入浴の際、お湯の温度を上げ過ぎない

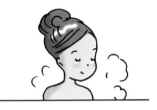

石けん類は刺激の弱いものを
添加物は皮膚への刺激が強いので、できるだけ保存料や香料が含まれていないものを選ぶようにする

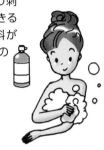

皮膚を強くこすらない
手や体を拭くとき、ゴシゴシこすらないように注意。タオルの上から軽く押さえるようにして水けをとるとよい

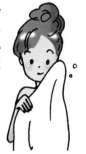

こまめに保湿する
手洗いや入浴の後は、すぐに保湿剤やクリームを塗る。保湿剤なども、刺激が強くないものを選ぶとよい

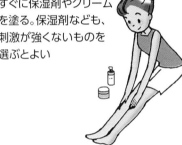

刺激や雑菌から肌を守る
洗浄力の高い洗剤（食器用や住居用など）を使ったり、土いじりをしたりするときは、手袋をする

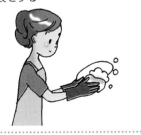

日焼けのケアを忘れずに
強い日焼けは皮膚に炎症を起こし、軽い日焼けでも乾燥の原因になる。日焼け止めや保湿ケアで対策を

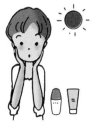

第1章 リンパ浮腫で悩まれる患者さんへ

第2章 リンパドレナージ・運動・弾性着衣

第3章 リンパ浮腫の基本的な知識

第4章 リンパ浮腫を予防する生活ガイド

第5章 リンパ浮腫を改善するセルフケア

事例 わたしが病後に気をつけていること

衣類や靴の選び方

リンパ管を圧迫すると、リンパの流れが悪くなってしまいます。下着や服、靴なども、体を締めつけないものを選ぶようにしましょう。

●皮膚を圧迫するだけでリンパの流れが妨げられる

　手術や放射線治療によってリンパ管が切除されたり破壊されたりした場合、リンパを流し続けるためにその部分に脇道のように新しいリンパ管がつくられ、発達していきます。こうした新しいリンパ管は、皮膚の表面近くに多く存在します。そのため、皮膚を軽く圧迫するだけでもリンパの流れを妨げてしまうことになります。

●体を締めつける衣類を避ける

　リンパのスムーズな流れを保つためには、身に着けるものにも注意が必要です。基本は、体を締めつけるものを避けることです。皮膚の圧迫を避けたいのは、むくみが出ていたり、出る可能性があったりする部分だけではありません。全身のリンパ管はつながっているため、どこかで遮られると全体の流れが悪くなってしまうからです。

●衣類はゆったりめ、靴はサイズや形が合うものを

　下着類は、ややゆったりしたサイズのものがおすすめです。ショーツはゴムの部分が幅広で締め付けの弱いもの、ブラジャーはノンワイヤーで肩ひもやアンダーバストを支える部分の幅が広く、体に食い込まないものを選びます。ガードルやスリムなジーンズなど、体にぴったりフィットするパンツも避けたほうが安心。ウエストをベルトで締めたり、手首や襟・袖ぐりがきつい服もよくありません。靴は、サイズが合ったものを選びます。つま先が細いものやかかとの高いパンプスより、足全体を覆うデザインのウォーキングシューズなどがおすすめです。

衣類や靴選びのポイント

下着

ウエストや足まわりのゴム
が体に食いこまないもの

ややゆとりのある
サイズを選ぶとよい

縫い目のない
シームレスタイプのものも
おすすめ

肩ひもは幅広のものがよい。
長さを正しく調節する

ノンワイヤーで、
アンダーバストの部分が
幅広のものがよい

 ×

体を絞めつけるガードルや
ボディスーツは避ける

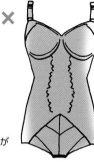 ×

バストアップする
タイプなど、
きつ過ぎるものは
避ける

衣服

手首、袖ぐり、首まわり、ウエストなどを
しめつけないデザインのものを選ぶ

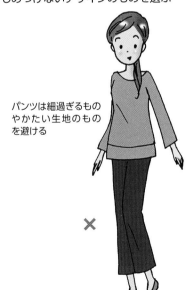

パンツは細過ぎるもの
やかたい生地のもの
を避ける

靴

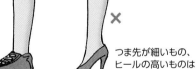

足に合うサイズ、
形のものを選ぶ

足の甲まで覆う
ものがおすすめ

× つま先が細いもの、
ヒールの高いものは
避ける

アクセサリー

きつい指輪や腕時計
は身につけない

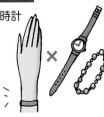

第1章 リンパ浮腫で悩まれる患者さんへ

第2章 リンパドレナージ・運動・弾性着衣

第3章 リンパ浮腫の基本的な知識

第4章 リンパ浮腫を予防する生活ガイド

第5章 リンパ浮腫を改善するセルフケア

事例 わたしが病後に気をつけていること

腕のリンパの流れを促す生活の工夫

乳がんの手術に伴って脇のリンパ節郭清を行ったり、放射線治療を受けたりした場合、日ごろからリンパの流れを促すことを意識しましょう。

●リンパは心臓へ向かって流れている

　リンパ管は薄くて弱い膜でできており、筋肉はほとんどついていません。そのため、リンパ管そのものの動きだけではリンパをスムーズに流すことができません。リンパを流すためには、周囲の筋肉の動きや、液体が高いほうから低いほうへ流れる力が必要なのです。

　リンパ管は体の隅々から始まり、リンパは心臓へ向けて流れています。乳がんや前立腺がんの手術でリンパ節（複数のリンパ管が合流する部分）の郭清を行ったり放射線治療を受けたりすると、通り道が一時的になくなったり傷ついたりします。「脇道」のような新しいリンパ管がすぐにつくられますが、十分に発達してもリンパの流れは悪くなります。

●「高いほうから低いほうへ流れる」力でリンパの流れを促す

　リンパの流れが滞ってむくみが起こるのを防ぐには、リンパを流れやすくするための手助けが必要です。そのために有効なのが、「液体が高いほうから低いほうへ流れる力」を利用すること。具体的には、手術や放射線治療を受けた側の腕を心臓より高く上げることです。

●リンパの流れをスムーズにする工夫

　リンパの流れを促してむくみを予防することが目的なら、特別なエクササイズやマッサージなどは必要ないかもしれません。生活の中で腕を上げること（挙上）を意識したり、腕を上げる機会をできるだけ増やしたりする工夫をしてみましょう。その際、極端に高く上げる必要はなく、ひじが心臓より高い位置にくるぐらいを目安にすれば十分です。

腕のリンパの流れを
スムーズにする工夫

基本 → 腕を心臓より高く上げる

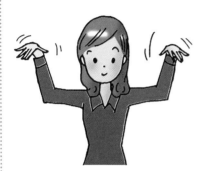

腕を上げ、手首を軽くブラブラと
振るように動かす

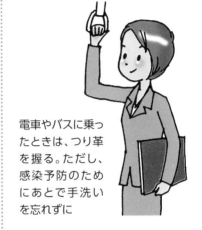

電車やバスに乗っ
たときは、つり革
を握る。ただし、
感染予防のため
にあとで手洗い
を忘れずに

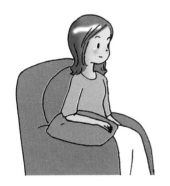

ソファに座るときは、ひじかけの上に
クッションを置くなどして、腕が
心臓より高い位置に来るようにする

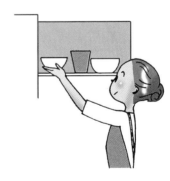

出し入れする機会の多い食器などは、
高めの位置に収納しておく

第1章 リンパ浮腫で悩まれる患者さんへ

第2章 リンパドレナージ・運動・弾性着衣

第3章 リンパ浮腫の基本的な知識

第4章 リンパ浮腫を予防する生活ガイド

第5章 リンパ浮腫を改善するセルフケア

事例 わたしが病後に気をつけていること

脚のリンパの流れを促す生活の工夫

婦人科系のがんなどでリンパ節郭清を行ったり、放射線治療を受けたりした場合、両方の脚に対してリンパ浮腫の予防を心がけましょう。

●脚のリンパ浮腫は左右どちらに現れるかわからない

　乳がんのために脇のリンパ節郭清や放射線治療を受けた場合、リンパ浮腫が起こる可能性があるのは、手術や治療を受けた側の腕です。これに対して、子宮がんや前立腺がんなどのために腹腔内のリンパ節郭清や放射線治療を行った場合は、おもに脚に症状が現れます。ただし、左右どちらの脚にリンパ浮腫が起こるかは予測することができません。そのため、予防のための対策は、両方の脚に対して行う必要があります。

●脚を上げておくことでリンパの流れがスムーズに

　脚のむくみを防ぐための方法も、腕の場合と同じ。「液体が高いほうから低いほうへ流れる」力を利用して、リンパの流れを促します。もっとも有効なのは、足を心臓より高く上げることですが、この方法は仰向けに寝なければ無理。仕事や家事をしなければならない日中は、できるだけ「脚を伸ばして上げる」時間をつくることを心がけましょう。立った状態だと、足から心臓へ向かうリンパは、下から真上へ流れなければなりません。でも、脚を伸ばして高くしておけば、真上へ向かうよりはリンパが流れやすい状態になります。

● 「脚を伸ばして上げる」ための工夫

　ソファや椅子に座るときは、前に台などを置いて足をのせます。仕事で机に向かう時間が長い場合は、机の下に台をおき、足をのばした姿勢で座るようにするとよいでしょう。床に座る場合は正座や横座りを避け、足を投げ出して座るようにしましょう。

脚のリンパの流れを
スムーズにする工夫

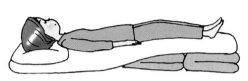

基本 → ①脚を伸ばす
　　　　②足を心臓より高く上げる

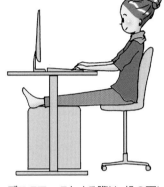

寝ているときは足を心臓より
高く上げる

デスクワークをする際は、机の下に
台を置き、脚を伸ばして座る

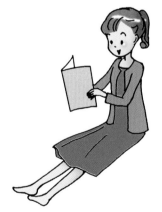

床に座るときは、足を
投げ出して座る

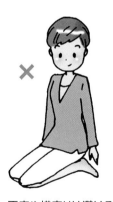

正座や横座りは避ける

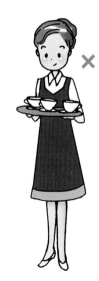

長時間の立ち仕事は
避ける

第1章 リンパ浮腫で悩まれる患者さんへ

第2章 リンパドレナージ・運動・弾性着衣

第3章 リンパ浮腫の基本的な知識

第4章 リンパ浮腫を予防する生活ガイド

第5章 リンパ浮腫を改善するセルフケア

事例 わたしが病後に気をつけていること

睡眠時の工夫

滞りがちなリンパの流れを助けるためには、時間をかけたケアが有効。そのために役立つのが、睡眠時に適切な姿勢を保つ工夫です。

●寝るときは、腕や足を心臓より高くする

リンパは体の隅々から心臓へ向かって流れています。リンパ浮腫を予防するためには、この流れを滞らせないことが大切です。腕や脚を心臓より高く上げることはリンパの流れの手助けになりますが、短時間では効果が十分とは言えません。むくみを予防したり軽いむくみを解消したりするためにもっとも有効なのが、腕や足を「長時間上げ続ける」方法。滞ったリンパを、少しずつゆっくり心臓へ送ることができるからです。そのために最適なのが、寝る際の工夫です。

●日中できることと組み合わせてリンパ浮腫を予防

脚のむくみを予防したい場合、足を心臓より高く上げておくためには、仰向けに寝る必要があります。ただし、仕事や家事の合間にこうした時間をつくるのは難しいことがほとんどでしょう。リンパ浮腫の予防を無理なく続けるには、日中は生活の中でできる予防対策を行い、寝る際にも「予防に役立つひと工夫」をするのがおすすめです。

●腕や脚を「伸ばして上げる」ことが大切

リンパ浮腫を予防するためには、寝る際に腕や脚を上げた姿勢を保つのが基本です。リンパの流れを促すことができればよいので、極端に高く上げる必要はありません。仰向けの状態で、「腕」や「脚」が心臓より少し上になる程度で十分です。ただし、ひじや脚の付け根の関節が曲がったままにならないように注意。関節の部分に「谷間」ができると、その部分でリンパが滞り、むくみを引き起こす原因になってしまうからです。

睡眠時の工夫

第1章 リンパ浮腫で悩まれる患者さんへ

第2章 リンパドレナージ・運動・弾性着衣

第3章 リンパ浮腫の基本的な知識

第4章 リンパ浮腫を予防する生活ガイド

第5章 リンパ浮腫を改善するセルフケア

事例 わたしが病後に気をつけていること

腕 → 仰向けに寝て、布団の上においた枕やクッションに腕をのせる。手やひじを心臓より高い位置に保つことが大切

手術や放射線治療を行った側の
腕が下になる姿勢は避ける

腕の付け根から手まで徐々に
傾斜がつくよう、枕などをずら
してふたつ重ねるとよい

高さの微調整
には、たたんだタオル
などを使うとよい

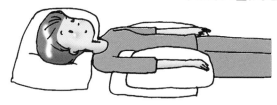

ひじが曲がらないように注意

脚 → 敷布団の下にクッションやたたんだタオルなどを入れ、
仰向けに寝て両脚をのせる。お尻が沈み、
足の付け根の関節が曲がらないように注意

足をのせる部分が10cmほどの
高さになればよい

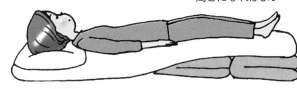

注意!
足の付け根から
ではなく、必ずおしりの
下から傾斜をつける

おしりの下から足まで
徐々に傾斜をつけるようにする

111

生活の中で体を動かす

リンパ管に周囲の筋肉などから刺激が加わると、リンパの流れは活発に。
こまめに体を動かすことは、むくみの予防・改善に役立ちます。

●体を動かすことでリンパの流れを助ける

　リンパ浮腫を予防するポイントのひとつが、ひと晩寝ても治らないむくみが起こった場合、すぐに対処して軽いうちに治すことです。むくみが進むと皮下組織が圧迫され、破壊されてしまうことがあります。こわれた皮下組織は元に戻らないため、むくみがさらに悪化する原因になるのです。

　リンパ浮腫の予防や軽いむくみの改善が目的なら、「リンパドレナージ」（18 ページ〜参照）を行ったり「弾性ストッキング」（70 ページ〜参照）を着用したりする必要はありません。こうした時期には、体をほどよく動かすことを心がけたほうが予防効果が期待できます。

●激しい運動は逆効果

　皮膚や筋肉の動きはリンパ管にも伝わり、その刺激によってリンパの流れがスムーズになります。むくみの予防・改善にとくに有効なのは、関節を大きく動かすことです。おすすめは、ウォーキングやストレッチ、水泳など。ただし、激しい動きや長時間の運動は逆効果です。体力や運動の経験に応じて、無理なくできることに取り組みましょう。

●心身に負担をかけず、楽しみながら続ける

　運動する際は、精神面にも負担をかけないことが大切です。疲れや辛さを我慢するのは禁物。気が向かないときは無理をせずに休みましょう。「散歩を 30 分」などと 1 日のノルマを決めて頑張る必要はありません。大きな声で笑ったり深呼吸したりするだけでも体への刺激になるので、体調管理ばかりに気をとられず、楽しく暮らすことも大切です。

体を動かす際のポイント

疲れる前に休む
筋肉の使い過ぎは、むくみを悪化させる。「もう少しできそう」なところでやめるのが正解

競争しない
人と競争しようとすると、がんばり過ぎてしまいがち。マイペースでコツコツ続けることが大切

いやなときはやらない
精神的なストレスも、リンパ浮腫を悪化させる原因に。気分がのらないときは休んでよい

好きな運動を選ぶ
運動は、毎日続けるのが理想。習慣にするには、自分が楽しみながらできることを選ぶのがいちばん

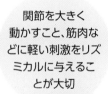

関節を大きく動かすこと、筋肉などに軽い刺激をリズミカルに与えることが大切

こんな運動がおすすめ

散歩やウォーキング
水泳
ストレッチ
ラジオ体操　　など

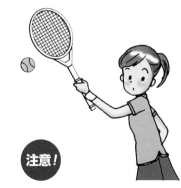

注意!

ゴルフやテニス、サッカーなど、腕や脚を大きく振るものは控えたほうがよいこともあるので、事前に医師に相談を

第1章 リンパ浮腫で悩まれる患者さんへ

第2章 リンパドレナージ・運動・弾性着衣

第3章 リンパ浮腫の基本的な知識

第4章 リンパ浮腫を予防する生活ガイド

第5章 リンパ浮腫を改善するセルフケア

巻末 わたしが病後に気をつけていること

リンパ浮腫が起こるきっかけ・悪くなるきっかけ

むくみが起こったり、悪くなったりするきっかけは無理をすることです。
日常生活の中でストレスや疲れを残さないようにしましょう。

●ストレスや疲れが発症のきっかけに

　リンパ浮腫の発症は、精神的や肉体的に無理をしたとき、つらいと感じることが続いたときに多いようです。巻末の「わたしが病後に気をつけていること」で紹介しているＣさんは、子宮体がんの術後７年経過してから発症しています。きっかけは父親の介護だったといいます。介護は身体的な負担が大きいうえに、ストレスも相当なものです。家族の構成にもよりますが、自分ひとりで抱えるケースになると、逃げ場がなく身体に疲れがたまります。ほかの親族の協力を仰いだり、介護保険のサービスを上手に使ったりして、リンパ浮腫につながる負担を少しでも軽減させることを考えましょう。

●むくみやすくなる原因をよく知ることも大切

　リンパ浮腫は長くつき合う病気です。複合的治療でむくみが目立たなくなったりすることもあるでしょうし、治療をおこたるとむくみがひどくなったりすることもあるでしょう。どんな状態になるとむくみがひどくなるのか、自分のケースを把握しておくと対処がしやすくなります。熱っぽく感じると蜂窩織炎などが起きやすくなる、と知っていれば毎日、規則正しく体温を測る習慣をつけておくことが有効とわかります。むくみの様子を数字で知るために、患肢の周径を計測し記録しておくことも有効です。

　どんな行動をとったり、姿勢でいたりすると患肢がむくむか、自分なりのカンが育っていると思うので、体に聞いて少し体調が悪くなりそうなら、それ以上は無理をせず早めに疲れをとるような習慣をつけましょう。

リンパ浮腫が起こりやすいきっかけ

介護
心身ともにたまる疲れが原因に

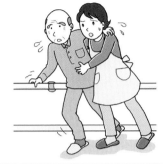

引っ越し
重い荷物を無理して運ぶと負担増に

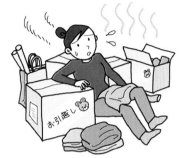

葬式や法事
長時間の正座などが下肢の負担に

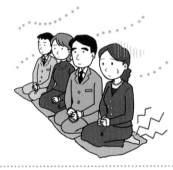

飛行機などでの旅行
長時間同じ姿勢が負担に

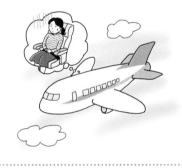

長時間の立ち仕事
立ち仕事は下肢に負担をかける

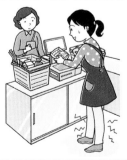

仕事や家事の無理
寝不足などに気をつけて

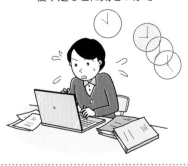

第1章 リンパ浮腫で悩まれる患者さんへ

第2章 リンパドレナージ・運動・弾性着衣

第3章 リンパ浮腫の基本的な知識

第4章 リンパ浮腫を予防する生活ガイド

第5章 リンパ浮腫を改善するセルフケア

事例 わたしが病後に気をつけていること

肥満を予防・改善する

肥満は、むくみを引き起こしたり悪化させたりする原因のひとつ。リンパ浮腫予防のためには、肥満の予防・改善にも取り組む必要があります。

●脂肪が増えるとリンパの流れが悪くなる

　むくみと肥満は密接に関係しており、単純に「太るとむくむ」と言っても過言ではありません。肥満とは、体脂肪が増え過ぎた状態のこと。体脂肪は、皮膚と筋肉の間にたまる「皮下脂肪」と、胃や腸、肝臓などのまわりにつく「内臓脂肪」に分けられます。リンパ管は体の表面近くに多く存在するため、皮下脂肪が多いとリンパの流れが妨げられてしまいます。脂肪がじゃまでリンパが流れにくくなったり、脂肪によってリンパ管が押しつぶされたりするためです。

●適正体重を維持することが重要

　肥満があると、リンパ浮腫を予防するための取り組みの効果が薄れてしまいます。身長を基準に適正体重を知り、それを維持するようにしましょう。また、脚のむくみには、おなかの脂肪が影響を及ぼします。それほど太っていなくても、おなか周りに脂肪がついている場合は、脂肪を減らす努力をしたほうがよいでしょう。

●食事は「適量」を心がける

　肥満対策としては、食べ過ぎを防ぐことと、こまめに体を動かすことが重要です。ただし、やせたいからと極端に食べる量を減らしたり、特定の食品や栄養素をとらないようにすることはよくありません。1日3回、栄養バランスのよい食事をとることが基本です。むくみ予防のために水分や塩分を控える人がいますが、どちらもリンパ浮腫の予防・改善にはつながりません。水分は十分に、塩分もほどよくとって構いません。

適正体重の目安

身長を基準に、標準体重を算出することができる

標準体重（kg）＝ 身長（m）×身長（m）×22

例 身長 160cmの場合

1.6（m）× 1.6（m）× 22 ＝ 56.3（kg）

1日の摂取エネルギー量の目安

身体活動レベル(※)		低い	普通	高い
30〜49歳	男性	2300kcal	2700kcal	3050kcal
	女性	1750kcal	2050kcal	2350kcal
50〜64歳	男性	2200kcal	2600kcal	2950kcal
	女性	1650kcal	1950kcal	2250kcal
65〜74歳	男性	2050kcal	2400kcal	2750kcal
	女性	1550kcal	1850kcal	2100kcal
75歳以上	男性	1800kcal	2100kcal	―
	女性	1400kcal	1650kcal	―

※身体活動レベル

低い：座って過ごすことが多い場合

普通：座って過ごすのが中心だが、通勤や買い物・家事、
　　　立った姿勢での仕事、軽いスポーツなども行う場合

高い：移動や立って行う仕事が多かったり、
　　　スポーツをしたりしている場合

日本人の食事摂取基準（厚生労働省 2020 年版）

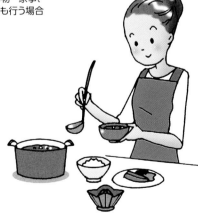

第1章 リンパ浮腫で悩まれる患者さんへ

第2章 リンパドレナージ・運動・弾性着衣

第3章 リンパ浮腫の基本的な知識

第4章 リンパ浮腫を予防する生活ガイド

第5章 リンパ浮腫を改善するセルフケア

付例 わたしが病後に気をつけていること

旅行に行く際に気をつけること

遠方へ行く際は、乗りものの中での過ごし方に注意が必要。長時間座りっぱなしにならないよう、できる範囲で体を動かす工夫をしましょう。

●体に負担をかけ過ぎないようにすれば旅も○K

長時間同じ姿勢でいるとリンパの流れが滞りやすく、むくみを引き起こすことがあります。そのため、旅行や出張など、長時間の移動を伴う外出をためらう人もいますが、体に負担をかけないように注意すれば、どこへ出かけても大丈夫です。不安はあるかもしれませんが、むやみに行動を制限する必要はありません。

●移動中はこまめに体を動かす

電車や飛行機の中では、できる範囲で体を動かすようにします。とくに飛行機の中は気圧の影響でむくみが起こりやすいので、こまめに立ち上がって歩いたり座席で腕や足を曲げ伸ばししたりすることを心がけましょう。脚のむくみが気になる場合は、足を上げておくことも有効。持ち運びできるフットレストや足枕なども市販されているので、持参するのもおすすめです。自家用車で移動する場合は、こまめに休憩をとり、車から降りて軽く体を動かすようにします。

●疲れ過ぎないよう、ゆとりのあるスケジュールで

旅行中のスケジュールは、余裕をもって組み立てます。欲張って予定を詰め込み過ぎるのは、疲労のもと。疲れがたまることもむくみの原因になるので、要注意です。また、荷物はできるだけ少なめに。キャスター付きのバッグなどを利用して、腕や脚に負担をかけずに持ち運ぶようにしましょう。腕のむくみが気になる場合、手荷物は腕への負担が少ないリュックサックに入れるのがおすすめです。

旅行中に注意したいこと

電車や飛行機で移動するとき

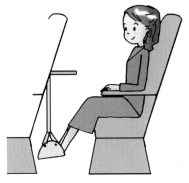

・こまめに席を立って歩くようにする
・座席で腕を上げ、軽く動かす
・座席で脚を曲げ伸ばしする

自家用車で移動するとき

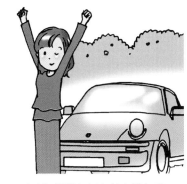

・こまめに休憩をとり、体を動かす

荷物の注意

荷物は軽く、コンパクトにまとめる。重い場合はキャスターつきのバッグなどを利用するとよい

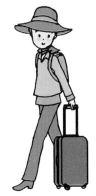

腕のむくみ予防のため、手荷物はリュックサックに入れるのがおすすめ

スケジュールの注意

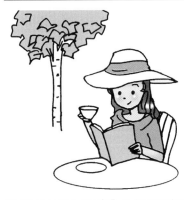

予定をつめ込み過ぎず、休養する時間を十分に確保する

第1章 リンパ浮腫で悩まれる患者さんへ

第2章 リンパドレナージ・運動・弾性着衣

第3章 リンパ浮腫の基本的な知識

第4章 リンパ浮腫を予防する生活ガイド

第5章 リンパ浮腫を改善するセルフケア

事例 わたしが病後に気をつけていること

リンパ浮腫への不安を感じるときは

リンパ浮腫は手術後、時間がたってから発症することも。病気に関する正しい知識をもつことは、発症への不安をやわらげることにもつながります。

●症状が出ていなくても不安を感じる人も

　リンパ浮腫は、発症の可能性や時期を予想することができません。症状が進むと外見にも影響するため、実際には症状がまったく出ていなくても、「発症したらどうしよう」という不安に苦しめられる人もいます。でも生活の中で予防を心がけることには効果があり、仮に発症しても、適切な治療をすれば症状は必ず改善します。先のことを心配し過ぎて、ネガティブな気分で過ごすのはよくありません。

●気持ちの落ち込みは体調の悪化にもつながる

　がんの経過やリンパ浮腫への不安を抱えていると、「できない」「やりたくない」と感じることが増えていきます。外出したくない、人に会いたくない、仕事や家事をしたくない……。こうした思いが強いと体を動かす機会が減り、ストレスもたまっていきます。その結果、リンパの流れが滞りやすくなってリンパ浮腫を発症する可能性も高まっていく、という悪循環に陥りかねません。**精神状態は、体の状態にも影響を及ぼすのです。**

●前向きに予防に取り組んで

　リンパ浮腫の予防対策は、生活の中でできるちょっとしたことが中心ですが、続けることには確実に意味があります。予防を心がけることによって体調の変化にも敏感になり、発症した場合の早期発見・早期治療にもつながります。予防のための正しい知識を身につけて実践していくことは、自分で自分の体を守ることなのです。発症を恐れて落ち込むより、今できることに取り組みながら活動的に過ごすほうが、予防効果も高いのです。

リンパ浮腫への不安から起こる悪循環

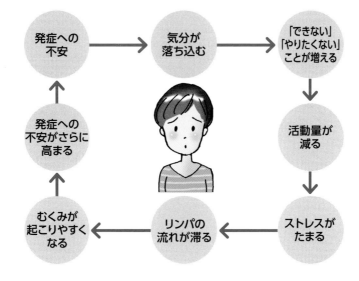

発症への不安 → 気分が落ち込む → 「できない」「やりたくない」ことが増える → 活動量が減る → ストレスがたまる → リンパの流れが滞る → むくみが起こりやすくなる → 発症への不安がさらに高まる → 発症への不安

不安に対処するために知っておきたいこと

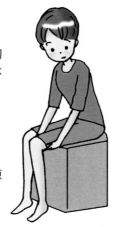

治療によって症状は改善する
リンパ浮腫を発症しても、適切な治療を続けることで、症状は必ず改善する

リンパ浮腫以外のむくみもある
むくみは、リンパ浮腫以外の原因でも起こることを知っておく

早期治療で悪化を防げる
治療を始めるのが早いほど、症状を軽くおさえることができる

予防のための取り組みには効果がある
日常生活を送る上でのちょっとした注意や努力がリンパ浮腫の予防に役立つ

第1章 リンパ浮腫で悩まれる患者さんへ

第2章 リンパドレナージ・運動・弾性着衣

第3章 リンパ浮腫の基本的な知識

第4章 リンパ浮腫を予防する生活ガイド

第5章 リンパ浮腫を改善するセルフケア

事例 わたしが病後に気をつけていること

家族や身近な人にサポートしてもらう

リンパ浮腫の予防につながる生活を続けるためには、周囲に助けてもらうことも必要。家族をはじめとする身近な人に理解と協力を求めましょう。

●予防対策は続けることが大切

　リンパ浮腫の予防法には、「これさえしておけば大丈夫」というものがあるわけではありません。生活上のちょっとした工夫や注意を続けていくことに意味があります。リンパ浮腫は、手術後、時間をおいて発症することもあります。そのため、予防のための対策は短期集中で頑張るのではなく、生活の一部として継続していく必要があるのです。

●身近な人には病気について知ってもらう

　予防に取り組むためには、周囲の協力も必要です。家事や仕事をひとりでこなそうとすると、体への負担が大きくなります。また「できない（しないほうがよい）こと」に関する理解が得られていないと、なまけていると勘違いされてしまうこともあります。心身への負担を軽くするためには、家族や身近な人に病気に関する知識を共有してもらうことが有効です。予防の重要性やその方法がわかれば周囲もサポートしやすく、本人もそれを受け入れやすくなります。職場でも、上司や親しい同僚にはリンパ浮腫の症状や予防に役立つこと、予防のために「できないこと」や「やり過ぎないほうがよいこと」があることなどを伝えておくと安心です。

●完璧を目指して頑張り過ぎない

　リンパ浮腫の予防に取り組むことは大切ですが、だからといって生活が「予防中心」になってしまうと、ストレスがたまります。何ごとも「ほどほど」で十分、とおおらかに考えましょう。できないことは人に頼ったり、つらいときは家族や友人に愚痴をこぼしたりすることも大切です。

周囲のサポートを得るために

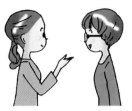

病気について知ってもらう
正しい知識がなければ本人が何を求めているのかがわからず、適切な手助けができない。家族や上司、親しい友人などには、病気について話しておく

伝えておきたいこと
- 手術後はリンパ浮腫が起こる可能性があること
- リンパ浮腫が起こった場合の症状と生活への影響
- 予防が有効だが、ずっと続ける必要があること
- 日常生活で、できないことやしないほうがよいこと

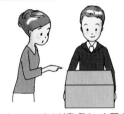

してほしいことは遠慮なく言う
「黙っていてもわかってほしい」などと他人に期待し過ぎない。手伝ってほしいこと、代わりにしてほしいことなどは、遠慮なく伝えるようにする

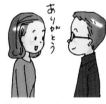

ありがとう

感謝の気持ちを伝える
何かを手伝ってもらったり、気づいてもらったりしたときは、家族でも、身近な人でも「当たりまえ」などと思わず、言葉と態度で感謝を伝える

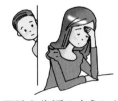

病気の予防を生活の中心にしない
予防に真剣に取り組むあまり「予防中心の生活」にしてしまうと、自分がつらくなってくるだけでなく、家族や身近な人にも迷惑をかけることがある

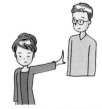

つらさをひとりで抱え込まない
「自分さえ我慢すれば」などとストレスをため込むのは、心身両面に負担をかけることに。身近な人に、つらさや苦しさを分かち合ってもらってよい

第1章 リンパ浮腫で悩まれる患者さんへ

第2章 リンパドレナージ・運動・弾性着衣

第3章 リンパ浮腫の基本的な知識

第4章 リンパ浮腫を予防する生活ガイド

第5章 リンパ浮腫を改善するセルフケア

事例 わたしが病後に気をつけていること

むくみのサインを早く発見する

日ごろから予防に取り組んでいても、リンパ浮腫が起こることもあります。
いざというとき早期発見につなげるために、セルフチェックを行いましょう。

●予防と同時に早期発見のためのセルフチェックを

　リンパ浮腫は、手術後や放射線治療後すぐに発症することもあれば、数
年たってから起こることもあり、「術後〇年以上たてば大丈夫」などと判
断することはできません。発症した場合、放置すると症状が進んでしまう
ことがあるので、早期発見・早期治療が大切です。日ごろから予防に努め
るのと同時に、むくみの有無などをチェックすることも習慣にしましょう。

●むくみが起こりやすい場所を知ってチェックする

　リンパ浮腫の初期症状は、むくみだけであることがほとんど。痛みやか
ゆみ、しびれなどは見られないことが多く、むくみもひと晩たつと治まる
こともあります。そのため、リンパ浮腫とは思わず、見過ごしてしまうこ
とも珍しくありません。早い段階で適切に対処すれば、リンパ浮腫の本格
的な症状が起こるのを食い止めることも可能です。早期発見が難しいこと
を理解したうえで、体調の変化に気を配りましょう。

●ポイントは、「感覚」「見る」「触れる」

　リンパ浮腫のセルフチェックをする際、いちばん大切なのは**自覚症状**で
す。腫れぼったい感じやだるさ、動かしにくさなどの感覚には、日ごろか
ら気を配りましょう。次に、**「よく見る」**こと。左右の腕または脚の太さ
が違う、関節の周りなどの皮膚のしわが目立たない、色が白い、静脈の見
え方が違う、などの変化はむくみのサインです。最後に**「触れてみる」**こ
とも忘れずに。指で軽く押したときにあとが消えにくい、皮膚がかたい、
つまみにくいといった症状があるときは、医師に相談しましょう。

リンパ浮腫を早期発見する
ために注意したい症状

変化に
気づいたら、
早めに病院へ！

第1章 リンパ浮腫で悩まれる患者さんへ

第2章 リンパドレナージ・運動・弾性着衣

第3章 リンパ浮腫の基本的な知識

第4章 リンパ浮腫を予防する生活ガイド

第5章 リンパ浮腫を改善するセルフケア

付録 わたしが病後に気をつけていること

腕

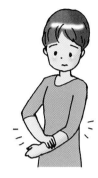

- [ ] 腫れぼったい感じ
- [ ] だるい、疲れやすい
- [ ] 手を握ったり開いたりする際に違和感がある
- [ ] 下着のあとが残る、残り方に左右差がある
- [ ] いつも着ている服がきつい
- [ ] 指輪や腕時計がきつい

脚

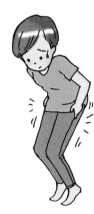

- [ ] 腰まわりが太くなった
- [ ] 下腹部～陰部がだるい、腫れぼったい
- [ ] 陰部の周辺にブヨブヨ感がある
- [ ] 下着やズボンがきつい
- [ ] 衣類のあとが残る
- [ ] 靴を履きにくい

腕・脚共通

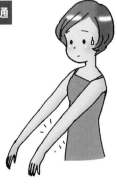

- [ ] 左右の腕または脚の太さが違う
- [ ] 左右の静脈の見え方が違う
- [ ] 関節の周りなどの皮膚のしわが目立たない
- [ ] 指で軽く押したとき、皮膚にあとが残る
- [ ] 皮膚がかたい
- [ ] つまみにくい
- [ ] 皮膚をつまんだ部分の厚みが、左右の腕または脚で違う
- [ ] 一方の皮膚の色が白い、もしくは赤い（腕や脚を下に垂らしてみるとわかりやすい）

125

腕や脚の計測を習慣に

リンパ浮腫は、早期発見・早期治療をすることで重症化を防げます。予防に取り組むと同時に、むくみを早い段階で見つける努力も必要です。

●むくみの有無を正確に知る

むくみが起こっているかどうかは、「感覚」「見ること」「触れること」（124ページ参照）で自覚することができます。また、軽度のむくみも見逃さないためには、自覚症状だけに頼らず、体の状態を「数値」で知っておくことが有効です。

●腕まわりや脚まわりを定期的に測る

とくに自覚症状がある場合は毎日、両方の腕または脚の太さを測ります。毎回の計測は「朝食前」などと決め、一定の時間・タイミングで行いましょう。

測った数値は、必ず記録しておきます。腕の場合、むくみが現れるのはリンパ節郭清や放射線治療を行った側です。左右の腕の太さにはもともと違いがありますが、太さの差が大きくなったら要注意です。脚の場合、リンパ浮腫はどちらか片方に起こることもあれば、両方の脚に起こることもあります。左右それぞれの脚について前回の計測値とくらべ、太くなってきている場合はむくみが起こっている可能性があります。たとえ自覚症状がなくても、数値に変化が現れたときは早めに受診しましょう。

●測る位置を決め、正確に！

むくみの有無を知るためには、毎回同じ部位を測る必要があります。測る位置が少しでもずれると、数値も変わってしまいます。姿勢などにも気をつけて、同じ条件で測るようにしましょう。こうした計測はリンパ浮腫を発症して治療を始めた場合も継続し、治療の効果を確認する目安にします。

腕の計測部位の例

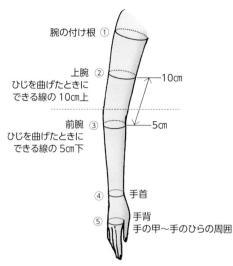

腕の付け根 ①

上腕 ②
ひじを曲げたときに
できる線の10cm上 ——10cm

前腕 ③
ひじを曲げたときに
できる線の5cm下 ——5cm

④ 手首

⑤ 手背
手の甲～手のひらの周囲

腕の計測記録

計測日 / 計測部位			腕の付け根	上腕	前腕	手首	手背
年 月 日		右					
		左					
年 月 日		右					
		左					
年 月 日		右					
		左					
年 月 日		右					
		左					
年 月 日		右					
		左					
年 月 日		右					
		左					
年 月 日		右					
		左					

※初回は両腕、2回め以降は、リンパ節郭清を行った側のみ測る。

第1章 リンパ浮腫で悩まれる患者さんへ

第2章 リンパドレナージ・運動・弾性着衣

第3章 リンパ浮腫の基本的な知識

第4章 リンパ浮腫を予防する生活ガイド

第5章 リンパ浮腫を改善するセルフケア

事例 わたしが病後に気をつけていること

脚の計測部位の例

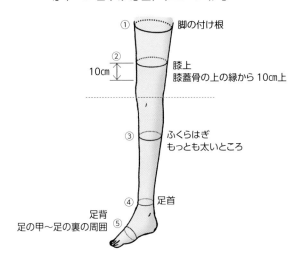

① 脚の付け根

② 膝上
膝蓋骨の上の縁から 10㎝上

10㎝

③ ふくらはぎ
もっとも太いところ

④ 足首

⑤ 足背
足の甲〜足の裏の周囲

脚の計測記録

計測日 ＼ 計測部位		脚の付け根	膝上	ふくらはぎ	足首	足背
年　月　日	右					
	左					
年　月　日	右					
	左					
年　月　日	右					
	左					
年　月　日	右					
	左					
年　月　日	右					
	左					
年　月　日	右					
	左					
年　月　日	右					
	左					

※リンパ浮腫が両側に起こることもあるので、毎回左右の脚を測る。

第 5 章

リンパ浮腫を
改善する
セルフケア

複合的治療とセルフケアが改善につながる

腕や脚にむくみが出たら4つの治療を複合的に行い、治療とともに患肢への負担を軽くする生活習慣の改善を行います。

●複合的理学療法の基本は「圧」をかけること

　第1章「リンパ浮腫で悩まれる患者さんへ」でお伝えしているとおり、リンパ浮腫の予防・改善には4つの治療を複合的に行うのが有効です。「①運動療法」「②シンプルリンパドレナージ」「③弾性スリーブ・ストッキングなどによる圧迫療法」。それに「④スキンケア」を加えて複合的理学療法となります。これらの治療の基本は患肢に「圧」をかけることです。患肢を水の入ったゴム風船にたとえると、そこにたまった水を抜くために患肢を持ち上げます(挙上)。次に流れをよくするために患肢を動かします(運動療法)。それでも液体が抜けなければ、マッサージ(リンパドレナージ)や圧迫療法、スキンケアと行っていきます。その一連の流れが複合的理学療法の基本になります。

●患肢の挙上と日常生活での予防が治療の中心

　これらの4つの複合的理学療法を有効にするには、患肢の挙上(上に挙げる動作)と日常生活での予防が重要で、これを複合的治療といいます。「長時間の立ち仕事は避ける」「患肢を圧迫しない」「肥満に気をつける」などの日常生活での習慣や、「腕や脚の挙上」などを意識して行うことが大切です。

●挙上についても医師に相談して行う

　手術後のむくみをおさえるには挙上は有効ですが、下肢の手術でリンパ節を切除している場合、リンパ液が臀部や鼠径部にたまりやすくなっています。その状態で脚を上げると鼠径部などのむくみを悪化させる可能性があります。脚の挙上の時期や程度は医師に相談してから行いましょう。

第1章 リンパ浮腫で悩まれる患者さんへ

第2章 リンパドレナージ・運動・弾性着衣

第3章 リンパ浮腫の基本的な知識

第4章 リンパ浮腫を予防する生活ガイド

第5章 リンパ浮腫を改善するセルフケア

事例 わたしが病後に気をつけていること

複合的治療の流れ

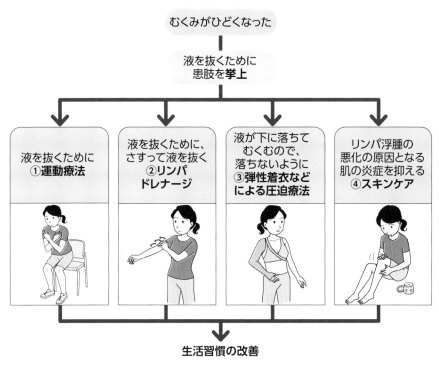

むくみがひどくなった

液を抜くために
患肢を**挙上**

液を抜くために **①運動療法**	液を抜くために、 さすって液を抜く **②リンパ ドレナージ**	液が下に落ちて むくむので、 落ちないように **③弾性着衣など による圧迫療法**	リンパ浮腫の 悪化の原因となる 肌の炎症を抑える **④スキンケア**

生活習慣の改善

患肢への負担を軽減する
日常生活での注意点

① 患部を圧迫しない
② 長時間立ち仕事を続けたり、腕を下げたままにしない
③ 単調なくり返しの作業は避ける
④ だるさを感じたら患肢を心臓より高くして休む
⑤ 家事などで疲れたら休息をとる
⑥ 自分の体調を優先して無理しない
⑦ 土いじりは避ける
⑧ 患肢への過度な負担に気をつける
⑨ 肥満に注意する
⑩ ストレスをためないようにする

専門医から生活指導を受けることが大切

リンパ浮腫の予防・改善には自分で行うセルフケアが重要ですが、その方法は専門医から指導を受けて行いましょう。

●専門医を受診することが大切

　リンパ浮腫の予防は、がんの手術後の生活の質 (QOL) を維持するためにとても重要です。そのため、最近では手術を行う地域の拠点となる病院でもケアに力を入れるようになっています。専門のスタッフをおいてリンパ浮腫予防の指導を行っている病院も少なくありません。ただし、保険のきく範囲は限られているので、術後一定の期間が経過した場合、リンパ浮腫の専門医のほうが個別のケアには向いているかもしれません。

　リンパ浮腫が目立ってきた場合は、専門医療機関を受診し医療的なケアを受けながら、自宅でセルフケアを続けるのが一般的です。リンパ浮腫を良い状態で保つには専門医から指導を受けて正しいセルフケアを身につけ、気長につき合うことが大切です。

●専門医の指導を受けてシンプルリンパドレナージを身につける

　リンパ浮腫予防の重要性が認められてきたことで、専門的な研修を積んだ医療従事者も増えています。複合的治療についても、そんな医療従事者の指導を受けて行うことが基本です。たとえば、リンパドレナージにおいても、長く続けるには自宅で行うシンプルリンパドレナージが有用です。ただし、自分だけの解釈でドレナージを行うと、むやみに押したり揉んだりして、むくみを悪化させてしまうこともあります。まず医療従事者から指導を受けて、肌をさすられている感覚を覚え、自分で行っても同じ感覚になるように練習すると技術が向上します。また、自分で行うセルフケアの様子を医療従事者にチェックしてもらうのも有効です。なお、シンプルリンパドレナージの効果については「エビデンス」が不十分とされていますので、あくまで補助的な役割であることを念頭においておきましょう。

専門の医療機関を選ぶポイント

①保険診療か自費診療かを確認
保険でカバーできない部分も多い。自由診療もあるが、費用が気になるなら保険診療の医療機関を選ぶ

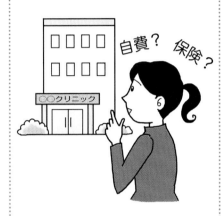

②手術した病院で紹介してもらう
がんなどの手術をした病院で、実績のあるリンパ浮腫専門医を紹介してもらう

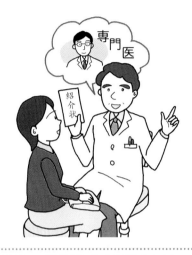

③指導が過度に厳しすぎない
リンパ浮腫の治療は一生になることもあるので、過度に厳しく指導されると長くつき合えなくなる

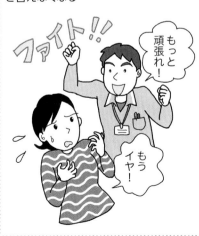

④リンパ浮腫治療の実績のある医療機関
たくさんの患者さんを診てきた医師のほうが、多くの経験をふまえ適切な指導をしてもらえる

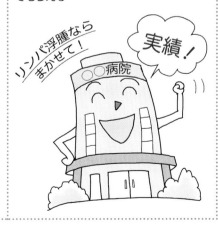

第1章 リンパ浮腫で悩まれる患者さんへ

第2章 リンパドレナージ・運動・弾性着衣

第3章 リンパ浮腫の基本的な知識

第4章 リンパ浮腫を予防する生活ガイド

第5章 リンパ浮腫を改善するセルフケア

事例 わたしが病後に気をつけていること

「圧」と「運動」──効果がある水中運動

水中で行う軽い運動は、日本リンパ浮腫学会が推奨する治療方法の1つです。水の圧をかけながら運動することで、リンパ液の流れを盛んにします。

●マッサージ効果が期待できる

　下肢リンパ浮腫では、プールで水中歩行をしたり手足を動かしたり、軽く泳いだりすると高いマッサージ効果が期待できます。水中では水圧があるため、全身を圧迫することができ、リンパを足先から心臓へ向けて絞り上げるような流れを作ります。

　プールに入るときは、弾性スリーブや弾性ストッキングはいったん外します。プールから上がったら、シャワーで十分に体を洗ってから着用すればさらに効果的です。水着は、締めつけすぎるものは避けましょう。柔らかい素材で、鼠径部を締めつけない短パンタイプなどがおすすめです。きつすぎないように、必ず試着してから購入してください。

●入浴中のマッサージでも水泳と同じような効果

　水圧を与える意味では、入浴中にも腕や脚を動かすと効果的です。さらに鼠径部またはわきの下をマッサージするのもよいでしょう。可能であれば、強い噴流の気泡でマッサージするのも効果があります。

●水から出たあとのケアを忘れずに

　プールには消毒用の塩素が入っているため、肌を傷める可能性があります。1時間を超えるなど長い時間プールに入ることは避け、プールから上がったときにはシャワーで全身をくまなく洗い流しましょう。シャワーのあとはしっかりスキンケアをします。ローションやクリームが十分乾いてから弾性着衣を装着します。患部に炎症や異常があるときはプールに入るのは避けましょう。

水中運動の効果

① むくんだ組織やリンパ管を圧迫する効果

② 手足を適度に動かすことでマッサージ効果

③ 可能なら気泡を当てるとより効果的

水中運動

水中は浮力があるので全身を無理なく動かすことができます。

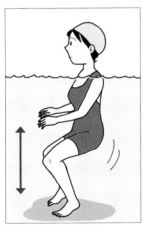

①しゃがんだり立ったりする
運動

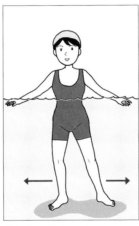

②左右に横歩きする

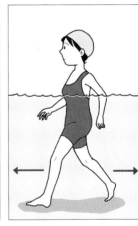

③前や後ろに歩く

第1章 リンパ浮腫で悩まれる患者さんへ

第2章 リンパドレナージ・運動・弾性着衣

第3章 リンパ浮腫の基本的な知識

第4章 リンパ浮腫を予防する生活ガイド

第5章 リンパ浮腫を改善するセルフケア

事例 わたしが病後に気をつけていること

135

弾性着衣による圧迫療法

リンパドレナージでリンパの流れをよくしたら、弾性スリーブや弾性ストッキングなどを着用して、むくみの悪化を防ぎましょう。

●弾性着衣による「圧迫療法」が効果的

　皮下の弾性組織は、皮下に溜まった組織液やリンパ液をリンパ管内に押し戻してむくみを防ぐ役割がありますが、リンパ浮腫になると皮下に溜まった組織液を押し戻す力が弱まり、むくみが増します。そこで弾性組織の役割をする弾性スリーブや弾性ストッキングを使った「圧迫療法」で組織液やリンパ液を心臓に戻します。これらを着けて運動したり日常動作を行うと、リンパドレナージに似た効果が期待できます。初期治療で浮腫が軽減された状態を維持・改善する場合に適した療法です。

●むくみが改善しても着用を続けることが大事

　浮腫によって破壊された皮下の弾性組織は、圧迫療法によって改善されても、組織が正常に戻ったわけではありません。改善されたからといって弾性スリーブや弾性ストッキングの着用をやめると、すぐにむくみが戻ります。

●自分に合った適切な圧迫力の着衣を選ぶ

　浮腫が起きた腕や脚にかける圧が強すぎると、動脈・静脈・神経・筋肉などに影響を与える危険があります。すでにむくみのある場合は、一般的に脚には 40 ～ 50 ㎜ Hg の弾性ストッキングを、腕には 30 ～ 40 ㎜ Hg のスリーブを着用します。

　メーカーごとに圧が異なるため実際に試着して、自分に適正なものを選びます。初めての着用では、専門医やメーカーに相談し、試着して圧・サイズが適切かどうかを確認しましょう。むくみが軽減した場合には、かかる圧を段階的に軽減していきます。

弾性着衣の選び方

スリーブ(腕)・ストッキング(脚)の弾性着衣は、専門医に相談しながら選びますが、合わないと感じたらはっきり言いましょう。ただし、着けはじめは「きつい」と感じることが一般的なので、次の点に留意して選びましょう。

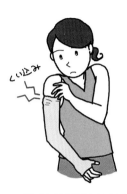

くい込み

①くい込みはないか
腕や脚の付け根のくい込みはよくないので注意する

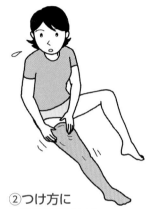

②つけ方に問題がないか
「合わない」と感じても布地が均一になっていないなど、つけ方に問題があることも多い

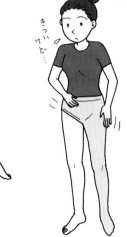

きついけど…

③「きつい」に合わせる
太くなった腕や脚に着衣を合わせるのではなく、着衣の大きさに合わせていくつもりで

弾性ストッキングの圧の強さ

圧力の数値は足首周りにかかる圧を表しています。弾性ストッキングの圧は、足首がもっとも強く、上にいくにしたがって弱くなり、脚(もも)のつけ根では足首の約半分の圧になります。

クラスⅠ (弱い圧)	20～30mmHg
クラスⅡ (中程度の圧)	30～40mmHg
クラスⅢ (強い圧)	40～50mmHg
クラスⅣ (超強圧)	50～60mmHg

第1章 リンパ浮腫で悩まれる患者さんへ

第2章 リンパドレナージ・運動・弾性着衣

第3章 リンパ浮腫の基本的な知識

第4章 リンパ浮腫を予防する生活ガイド

第5章 リンパ浮腫を改善するセルフケア

事例 わたしが病後に気をつけていること

弾性着衣と長くつき合うために

圧迫療法を続けるためには、弾性ストッキングやスリーブは欠かせません。長くつき合うことになるので上手な使い方を身につけましょう。

●弾性着衣との上手なつき合い方

　弾性着衣を装着し続けていると、ときには外してしまいたいと思うことがあるでしょう。とくに腕に患部がある人の場合に多いようです。

　いったん切れてしまった弾力繊維を外部から押しつけても、弾力繊維は再生しません。内部のタンパクなどがお互いにくっつき合って弾力のない繊維の塊が組織化し、弾性着衣を外してもすぐにむくみが出ないことはあります。ただ、そうなるまでには長い歳月が必要です。

　それでも外したいときは、様子を見ながら一時的に外してもかまいませんが、むくみが見られるようになったら着用しましょう。半日外したら、その日は静かに休んで翌日までに着用します。もしも、むくみが出ているようなら2〜3日かけて集中的なケアを行い、早くむくみを改善します。

●弾性着衣のお手入れ

　着衣の網目に垢が付着したり、汗や汚れが付着したりすると繊維が劣化します。また不衛生になるため皮膚の炎症を起こすこともあります。こまめに手で洗濯をして衛生面に気をつけましょう。洗い方や干し方は各製品に添付されている説明書を参照してください。

●患肢の状態に合わせて弾性着衣を取り替える

　リハビリテーションが進んで脚や腕が細くなったときには、弾性着衣を取り替えます。「①着用して痛くない」「②動きに支障がない（関節等への影響）」「③足先または手先が白くなったり（動脈圧迫）、うっ血（静脈圧迫）が起こらない」をめやすにできるだけ強い圧（30〜50㎜Hg）がかかるものを選びます。装着するまでに汗をかくくらいの強さです。

弾性着衣を着用するときのポイント

① しわやよじれはない？

着衣の繊維の配列を見て、均等に引き上げられているか、また食い込みがないかを確認します。繊維が斜めによじれていると、圧のかかり方が不均等になって患肢の形が悪くなることがあるので要注意です。

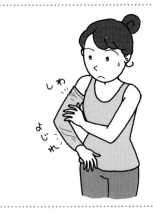

② 着衣の破損はない？

小さな穴が開いただけでも、圧迫圧が変わって治療効果に影響します。そのため着用時には手袋をして着衣を傷つけないようにすることが大切です。破損したら買い替えましょう。

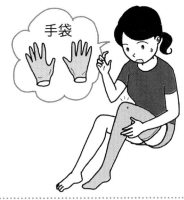

③ 古くなっていない？

弾性着衣の繊維の寿命は6カ月とされています。約3〜4カ月で圧の低下が起こります。4カ月が過ぎたころからケアを続けていても、皮膚が硬くなる、太くなるなどの変化があれば買い替えましょう。

寿命６カ月

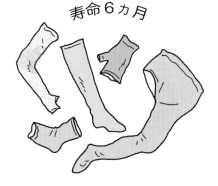

第1章 リンパ浮腫で悩まれる患者さんへ

第2章 リンパドレナージ・運動・弾性着衣

第3章 リンパ浮腫の基本的な知識

第4章 リンパ浮腫を予防する生活ガイド

第5章 リンパ浮腫を改善するセルフケア

事例 わたしが病後に気をつけていること

139

蜂窩織炎の対処法
ほう か しき えん

蜂窩織炎はリンパ節郭清術後、およそ20％の人に起こる合併症です。リンパ浮腫の状態が続くと、蜂窩織炎にかかりやすくなります。まず予防、かかったらすぐの対処が肝心です。

●蜂窩織炎ってなに？

　皮膚の奥から皮下脂肪にかけて、細菌が感染して起きた炎症を蜂窩織炎といいます。擦り傷や虫刺され、アトピー、水虫などで皮膚のバリアが破られるのが原因です。蜂窩織炎にかかると、皮膚が赤く腫れて発熱し、触ると痛みを感じます。寒気や震え、だるさ、関節痛など全身に症状が出ることもあります。リンパ浮腫状態が続くと、皮膚が荒れやすく、バリア機能が低下しているので、蜂窩織炎が生じやすくなります。

●蜂窩織炎の治療

　一般的な治療は、細菌の増殖を防ぐ効果のある抗生剤（抗菌剤）の内服や点滴です。軽症の場合は医師の指示に従って、薬を飲みながら日常生活を送り、経過を観察します。重症になると入院が検討されることもあります。日頃の状態を良く知り、相談できる医療機関をつくっておくと、より安心です。

　腫れが引いて治ったと思っても、細菌が体の中に残っている場合があります。自分の判断で薬の服用をやめたりせず、決められた期間は薬を飲んで、完全に治してしまいましょう。

●ふだんの生活での注意

　処方された薬を飲み続けることのほかは「体が疲れないよう安静にする」「赤みと熱のあるところは冷やす」といった対処が重要です。珍しいケースではありますが、蜂窩織炎が進むと、広い範囲で壊死が起き、菌血症や壊死性筋膜炎が起きて命の危険にまで至ることもあります。こじらせないためにも、早めに医療機関にかかることを心がけましょう。

蜂窩織炎の予防と治療

①皮膚を清潔に保つ
手洗い、アルコール消毒などを徹底する

②皮膚の疾患を治しておく
アトピーや水虫、虫刺されやけがは
治しておく

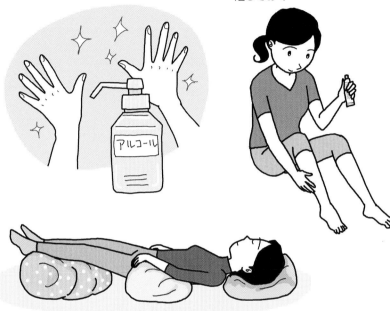

③安静にする
仕事や家事はできるだけ休んで、体を疲れさせない
手や脚はなるべく挙げておく

④冷やす(赤くなっていたら)
氷枕や保冷用のパックなどを、
タオルにくるんで患部に当てる
入浴は避け、シャワーにする

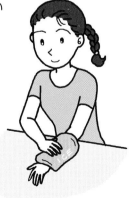

第1章 リンパ浮腫で悩まれる患者さんへ

第2章 リンパドレナージ・運動・弾性着衣

第3章 リンパ浮腫の基本的な知識

第4章 リンパ浮腫を予防する生活ガイド

第5章 リンパ浮腫を改善するセルフケア

事例 わたしが病後に気をつけていること

その他の合併症の対処法

代表的な合併症である蜂窩織炎のほかにも、リンパ浮腫をこじらせると、さまざまな合併症が起こる危険性があります。早めの対処が必要です。

●リンパ浮腫を悪化させると起こる合併症

リンパ管炎（蜂窩織炎と同じ意味で使われることもある）

皮膚から病原体が侵入し、リンパ管に沿って皮膚が筋状に赤くなり、痛みや腫れを伴います。抗生剤による治療が中心となります。

リンパ漏・色素沈着

リンパ液がリンパ管の外に漏れ出る疾患がリンパ漏です。液が流れ出ると、むくみは減りますが、細菌感染の危険も増え、蜂窩織炎が起こるきっかけになります。さらに液体の出る穴が悪化すると、治るのが困難になります。うっ血が続くと、皮膚に褐色の色素沈着が見られることもあります。リンパ液流出部分を清潔にし、早期治療を心がけましょう。

皮膚の硬化・痂皮形成、イボ形成

リンパ浮腫を長期間放っておくと、皮膚が乾燥して硬く、かさぶた状になり、象皮病（88ページ参照）になる恐れがあります。皮膚の状態に注意を怠らず、重症になる前に対処しましょう。

リンパ管肉腫（血管性肉腫・脈管肉腫）

きわめてまれですが、リンパ浮腫の経過中に体内で悪性の肉腫が発生することがあります。スチュワート・トレベス症候群とも呼ばれ、主に手術による治療が行われます。

乳糜腹水・胸水

リンパの一部が傷ついたことなどが原因で、リンパ液が漏れて溜まった状態をいいます。咳、腹部・胸部の違和感、呼吸困難を感じるようになります。胸水や腹水を静脈に戻すための手術が行われることもあります。

リンパ漏

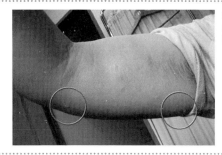

むくみがある部分から
水分が滲み出たり、
ぽたぽた落ちてくる

リンパ管肉腫

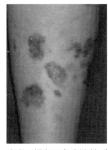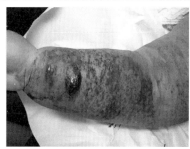

皮膚に褐色の色素沈着が
見られる

皮膚が硬化しイボ形成が見られる

蜂窩織炎の治療前・治療後

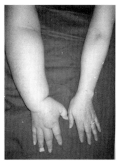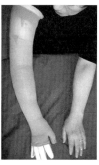

炎症が治った分、
大きく変化することが多い

治療前

治療後

第1章 リンパ浮腫で悩まれる患者さんへ

第2章 リンパドレナージ・運動・弾性着衣

第3章 リンパ浮腫の基本的な知識

第4章 リンパ浮腫を予防する生活ガイド

第5章 リンパ浮腫を改善するセルフケア

事例 わたしが病後に気をつけていること

リンパ浮腫で適用される健康保険

リンパ浮腫の治療は近年保険適用の幅が広がり、経済的負担がより軽くなりました。支給限度額や診療回数制限もあるので効率的に利用していきましょう。

●保険適用の治療

　2008年から弾性着衣・弾性包帯の購入費や管理指導が、2016年からは、弾性着衣や包帯での圧迫、圧迫下の運動、皮膚をやさしくさすってリンパの流れを整えるリンパドレナージ、スキンケア、セルフケアを組み合わせた複合的治療が保険適用になりました。リンパ管を静脈につないで静脈にリンパ液を流す手術（リンパ管静脈吻合術）にも保険が認められています。弾性着衣の購入は、いったん代金を全額自分で払い、その後に自己負担額を差し引いた金額が払い戻されることになります。

●ケアを受ける条件

　2020年4月から術後だけでなく、一次性（原発性）リンパ浮腫にも保険が適用になりました。症状の程度によって、受診できる回数は上限が決まっています。また診療も、一定の基準を満たして認定を受けた医療機関でのみ受けることが認められており、それ以外の施設での診療は自己負担となるので、確認しておきましょう。

　もし、リンパドレナージなどのリンパ浮腫の複合的治療をもっと多く受けたいと思ったら、別途自由診療を受けることになります。

●受診時の注意

　保険の適用を受けるためには、主治医にどこがどのように悪いのかをよく説明し、指示書を書いてもらう必要があります。ふだんのケアや症状の変化を細かく伝えましょう。前もってメモを書いておく、患部の写真を撮っておくことも役に立つでしょう。

弾性着衣等療養費支給

●弾性着衣等療養費支給（2020年現在）

		支給上限額
対象	悪性腫瘍の術後および原発性リンパ浮腫	
内容	弾性着衣（弾性スリーブ）	16,000円
	弾性着衣（弾性ストッキング）	28,000円 （片足用の場合は25,000円）
	弾性着衣（弾性グローブ）	15,000円
	弾性包帯（装着に必要な筒状包帯、粘着テープなどを含む）	腕のむくみ用　7,000円 脚のむくみ用　14,000円
回数	6カ月に1回、年に2回まで。（1部位につき2着まで）	

※弾性着衣と弾性包帯の支給を同時に受けることはできません。

●リンパ浮腫複合的治療料（2020年現在）

回数	・重症以外は6カ月に1回。 ・重症の場合は治療を開始した月と翌月の2カ月を合わせて11回。治療開始月の翌々月からは月1回。
内容	弾性着衣または弾性包帯による圧迫、圧迫下の運動、用手的リンパドレナージ、患肢のスキンケア及び体重管理等のセルフケア指導の組み合わせ。 重症は1回40分以上、それ以外は1回20分以上。
治療費	重症の場合：2,000円×保険の自己負担割合 それ以外の場合：1,000円×保険の自己負担割合

第1章 リンパ浮腫で悩まれる患者さんへ

第2章 リンパドレナージ・運動・弾性着衣

第3章 リンパ浮腫の基本的な知識

第4章 リンパ浮腫を予防する生活ガイド

第5章 リンパ浮腫を改善するセルフケア

事例 わたしが病後に気をつけていること

弾性着衣費の支給の流れ

弾性着衣の購入は事前に支給はなく、療養費払いといって始めに全額を支払うので、ある程度の用意が必要です。

●申請の手順

①主治医に、適切な判断のうえで弾性着衣（上肢用の弾性スリーブ・グローブ、下肢用の弾性ストッキング）、または弾性包帯などが記載された**弾性着衣等装着指示書**（だんせいちゃくいとうそうちゃくしじしょ）（右ページ）を作ってもらいます。

②主治医の指示に基づいて製品を購入します。メーカーによっては医療機関を通じてのみ購入可、またはネットで注文可能なところもあります。既製品とオーダーメイドが選べる場合もあります。

③装着指示書には、製品の用途と種類、着圧（㎜Hg）が書かれるだけなので、好みの製品を選ぶこともできます。その際、内訳を記した明細領収書をもらっておきましょう。

④審査期間（約２〜３カ月）が過ぎると、支給決定通知が送られてきて、そののち1週間ほどで加入する健康保険から購入費の７〜９割が振り込まれます。

1	主治医に「①弾性着衣等装着指示書」を作成してもらう
2	主治医の指示に基づいて製品を購入し「②製品の領収書」をもらう
3	「①装着指示書」「②領収書」を保険者(健康保険組合や役所)に提出する
4	2〜3カ月後に購入費の保険適用分(7〜9割)が振り込まれる

●手術の場合の申請

　流れの悪くなったリンパ管を静脈につなげる、リンパ管静脈吻合術（かんじょうみゃくふんごうじゅつ）にも保険が適用されます。費用は65万円程度です（差額ベッド代、食費除く）。最新のリンパ管造影検査（インドシアニングリーンリンパ管造影法）などには保険の適用はありません。

●弾性着衣等装着指示書

第1章 リンパ浮腫で悩まれる患者さんへ

第2章 リンパドレナージ・運動・弾性着衣

第3章 リンパ浮腫の基本的な知識

第4章 リンパ浮腫を予防する生活ガイド

第5章 リンパ浮腫を改善するセルフケア

事例 わたしが病後に気をつけていること

（別紙様式）

（ 悪性腫瘍の術後 ・ 原発性 ） 弾性着衣等　装着指示書

住　　　　所				
氏　　　　名			性別	男・女
生 年 月 日	明・大・昭・平・令　　　　年　　　　月　　　　日			
診 断 名				
手 術 等 年 月 日	昭・平・令　　　年　　　月　　　日			
手 術 の 区 分	（ 鼠径部 ・ 骨盤部 ・ 腋窩部 ）のリンパ節郭清を伴う 悪性腫瘍（種類　　　　　　　　　　　　　　　　）			
装 着 指 示 日	令和　　　年　　　月　　　日			
患　　　　肢	右上肢 ・ 左上肢 ・ 右下肢 ・ 左下肢			
弾性着衣等 の 種 類	ストッキング ・ スリーブ ・ グローブ ・ 包帯（※5） （　　着）　（　　着）　（　　着）　（　　着）			
着 圧 指 示	mmHg			
特 記 事 項				

※記載上の注意
1　各欄に記載又は該当項目に〇を付すこと。
2　「手術等年月日」欄について、悪性腫瘍の術後の場合、手術年月日を記載する。なお、他院で
　術を行った等の理由により詳細な日付は判らない場合は、「何年何月頃」との記載でも良い。
　また、原発性の場合、診療開始日を記載すること。
3　「手術の区分」欄の「（種類　　　　）」について、悪性腫瘍の具体的な種類を記載すること。
4　「患肢」及び「弾性着衣等の種類」が複数ある場合は、その内訳を「特記事項」欄に記載する
　こと。
5　「弾性着衣等の種類」が包帯の場合は、包帯の装着を指示する理由を「特記事項」欄に記載
　すること。
6　「着圧指示」が30mmHg未満の場合は、装着が必要な理由を「特記事項」欄に記載すること。

　本患者は、上記疾患のため、患肢を常時圧迫する必要があり、弾性着衣等の
装着を指示しました。

　令和　　　年　　　月　　　日

　　　　　　　医療機関名
　　　　　　　所　在　地
　　　　　　　電 話 番 号
　　　　　　　医 師 名　　　　　　　　㊞

事例　わたしが病後に気をつけていること

普通に楽しく生活しているのが
いちばん

- -

右脚にリンパ浮腫をもちながら仕事もしているAさんは旅行が趣味。楽しいことをしながら普通に生活していればそれがいちばんです。

患者さんのプロフィール

家　　　族　夫
病　　　歴　右脚リンパ浮腫
　　　　　　子宮頸がんによる
　　　　　　子宮全摘＋リンパ節郭清＋放
　　　　　　射線治療2クール
術後の期間　約30年経過

子宮頸がん

　30年くらい前のことでした。何気なく受けた健康診断で子宮頸がんを指摘され、あれよあれよという間に入院、手術が決まり子宮の全摘手術を受けました。

　わたしは全く自覚症状がなかったせいか、手術でがんをとり除いてしまえばそれで終わり、治るものと軽く考えていました。リンパ節を切除するということに対しても術後に現れるかもしれない症状やケアのしかたについての説明もなく、リンパ浮腫という病名すら知りませんでした。

　家族や身内は「がん」というだけで命の危機を感じたのか、わたしよりあたふたとしていたと思います。いまならちょっと考えられないかもしれませんが、30年も前のことですから3カ月入院しました。生まれて初めての入院でしたが不安もなく、当初予定していた1クールの放射線治療も、終了寸前にもう1クール追加することになってもめげることはありませんでした。いま思い返すと、周りの心配もよそに楽しい入院生活をしていました。

　そして退院後は、もともと夫婦ふたりの生活を楽しんでいたわたしたちですから子どもを持てないことを悩むこともなく、いままでどおり普通に生活していました。

術後1年くらい経過して

　あれ？　右脚と左脚の太さが違う…。

そう思ったのは手術後1年くらい経ったころです。太くなった右脚の皮膚が張ってきて鏡のように光ってツヤツヤになったのです。それがリンパ浮腫の始まりでした。知識がないのでどうしていいのかわからず、「そのうち治るのでは」としばらくは楽観していました。むくみはなかなか収まらず、病院を受診して入院もしましたが、炎症を抑えるための抗生物質の点滴と包帯を巻いているだけで、状態が少しよくなると退院をくり返していました。

そのうち、ときどき蜂窩織炎を起こすようになり、40度以上の高熱に悩まされたものでした。多いときは3カ月に1度くらいの頻度で発症し、救急車のお世話になったこともあります。蜂窩織炎を起こして熱が出ると浮腫に包帯を巻くことができないので、むくみがまた悪化したりします。

その後、いくつかの病院を受診しましたが、どこへ行っても、「100％もとに戻す有効な治療法はない」と言われたことと、病気と上手につき合っていくことが必要なのだということを身に染みて感じました。病気と仲良くするしかないですね。

治療は日常生活

いま通っているクリニックにお世話になるようになって10年くらい経ちますが、義母がリンパ浮腫の専門医の新聞記事を見つけて切り抜きを送ってくれたのがきっかけでした。

基本的には弾性ストッキングと包帯でケアをしていますが、いろいろなことをしても続かないと思い、ストッキングに頼っています。わたしにはいちばん合っていると思います。いちどサボってストッキングを履かなかった時期があったのですが、そのときは完全に悪化しましたから弾性ストッキングはわたしの命綱です。

リンパ浮腫の治療は病院に行ったときではなく日常生活にあるのだと思うのです。毎日自分の体をチェックして、皮膚の色やいつもと違うところはないかを隅々まで観察します。蜂窩織炎がいちばん怖いので、疲れすぎないように、虫に刺されないように、皮膚を傷つけないように注意して体温計と薬はいつも持ち歩いています。自分の体ですから永くつき合っていると「ちょっとおかしいな」と熱が出る前兆がわかるようになります。

病気のはじめのころは、何を食べたらよいのかと、いろいろ試してみたこともありますが、あまりこだわるのもかえって続かなくなります。もともと、家の中で細かいことをするより外に出

第1 リンパ浮腫で悩まれる患者さんへ
第2 リンパドレナージ・運動・弾性着衣
第3 リンパ浮腫の基本的な知識
第4 リンパ浮腫を予防する生活ガイド
第5 リンパ浮腫を改善するセルフケア
事例 わたしが病後に気をつけていること

るのが好きなのですから当然ですね。

　一般的には塩分をとりすぎないことと肥満に注意しましょうと言われていますが、わたしはもともと塩分が苦手です。塩も醤油もあまり好きでなく薄味好みなのでとくに意識する必要もありません。

　肥満については、リンパ浮腫はちょっとでも太るとすぐに悪化するので太るのは厳禁ですよと言われています。この太くなった足だけでも3キロくらいあるらしく、これが普通だったら体重が3キロ違うそうです。それとは関係なくても一般的にいうダイエットはしたいですね。ほかの病気の予防にもなりますし、リンパ浮腫はちょっと太ると悪化するだけあって、少しでも痩せると調子も良くなりますから。

　健康管理は必要だと思いますが、リンパ浮腫があるからではなく、年齢相応の健康を維持するための食生活でありたいと思っています。

　あとは皮膚が乾燥しないようにボディクリームなどで日々のスキンケアをしています。

　教科書にあるような優等生的な日常管理ではなく、自然に普通に、お酒も少しは飲んで毎日を暮らしています。

靴は同じデザインのサイズ違いを2足買います

　左右の脚の太さが違うと、靴のサイズも違ってきます。いまは1センチくらいの差ですが2センチあった時期もありました。大きいほうの右に合わせて、左はインソールや詰め物をしたこともありますが歩きにくいし、こんなことで悩みたくないですよね。サイズ違いをもう1足買って、使わない方はもったいないけれど破棄します。病気もわたしの一部だから、可愛がってあげたい。「今日も1日お疲れさま」と声をかけて脚のために歩きやすい靴を買ってあげてもよいのではないでしょうか。

　ファッションにも、制約があります。弾性ストッキングの上に包帯を巻いてその上に普通のストッキングを履きます。そしてボトム。さすがにスカートは無理ですね。夏になると、これだけ着るのも大変です。汗もたくさんかきますし、とにかく暑いです。でも、脚をカバーできる服もいろいろありますし、できる範囲でおしゃれも楽しみたいと思っています。

旅行は年間のべ40泊。アクティブにいきたい

　スキーや登山、マラソン、ウォーキ

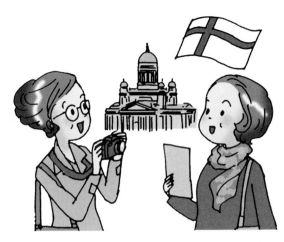

第1章 リンパ浮腫で悩まれる患者さんへ

第2章 リンパドレナージ・運動・弾性着衣

第3章 リンパ浮腫の基本的な知識

第4章 リンパ浮腫を予防する生活ガイド

第5章 リンパ浮腫を改善するセルフケア

事例 わたしが病後に気をつけていること

ングなども、かつては好きでしたが、いまはちょっと遠ざかっています。

　運動不足はよくないけれど、動きすぎて疲れを溜めてもいけない。その兼ね合いが微妙なので、用心しています。

　ただ、旅行が大好きなので、けっこう出かけています。旅先で体調が悪くなったら……なんて考えていたらキリがありません。日本ならどこにでも病院はあるし、体温計とお薬と保険証を持ってどこにでも行きます。宿で寝込んでしまったこともありますが、それくらいで懲りたりしません。「つぎはどこへ行こうかしら」と考えています。

　飛行機は狭い座席に長時間座っていたりするので好ましくないといわれていますが、大丈夫でした。海外ではフィンランドとタイに行きましたが、タイは暑いのでちょっと大変でした。今度海外に行くときには、現地の病院で

もわかるように先生に一筆書いてもらえると安心かな？　と考えています。

　温泉も気をつけなければいけないのですが、せっかくの旅行ですから少しくらいなら入りたいですよね。烏の行水になるけれどほんの少しだけ浸かってみます。

　旅行は1年間で、のべにしたら40泊くらいはしているのではないかと思います。

　ほかにも、能や神楽（かぐら）、クラシック音楽などの趣味もあるので、幅広くアクティブに楽しみたいと思っています。わたしはリンパ浮腫をお供に生きることを楽しんでいるのです。

　夫は「病気がなかったら何でもやり過ぎて歯止めがきかなくなるんじゃないか。リンパ浮腫が行動をセーブしてくれているのでちょうどいい」と、わたしを見守ってくれています。

事例　わたしが病後に気をつけていること

コミュニケーションが大好き

「何もしていないんですよ」と言いながら、Bさんの活力は卓球やバドミントンの「動」と書道の「静」、そして仲間とのおしゃべりに忙しい毎日です。

患者さんのプロフィール

家　　　族　息子
病　　　歴　左腕リンパ浮腫
　　　　　　乳がんによる
　　　　　　左乳房全摘＋リンパ節郭清＋
　　　　　　放射線治療
術後の期間　約38年経過

乳がんの手術をして

　もう38年も前のことですから、乳がんで左の乳房を全摘したことなど、いまはさほど気にしてはいないのですが、鎖骨の下から広範囲にわたり、かなり大きな創跡（きずあと）があります。夏になっても、えりぐりの開いた洋服はちょっと着ることができません。

　左乳房全摘にリンパ節郭清と放射線治療をしました。2週間程度の入院でしたが、その後3カ月の休職期間を経て職場に復帰しました。

　病院で知り合った「がん友5人組」とずっと仲良くおつき合いして、お食事会などしていたのですが、1人減り…2人減り…、とうとうわたしだけ。ひとりこうして普通に暮らしています。

いつから左右の腕の太さが違ってきたのかしら？

　2人の子どもを抱えて仕事もしていましたし、毎日が忙しいなかで、左の腕が右より太くなったことは承知してはいたものの、生活に支障がないものですからあまり気にしてなかったのです。

　乳がんを手術した病院には経過観察のため定期的に通院していましたが、リンパ浮腫については何の説明もなく、治療もなく過ごしていました。洗濯物を干すときなどに、右腕に比べて左腕はやや上に挙げにくい程度のことなので困ったということがなかったからでしょう。とはいえ、他人の目が全く気

にならないわけではなく、いつも長袖を着ていました。そで口のカフスボタンが止められないのもちょっとだらしないようでイヤでした。

いつから左腕が太くなったのかはよく覚えていませんが、かなりの長い期間、放っておいたと思います。

定年退職をして

60歳で定年退職をし、それからしばらくしたころ、たぶん2004年ころだと思います。新聞でリンパ浮腫の専門クリニックの記事を読んだのですが、住所や電話番号などの情報がなくわからないままで、姪がインターネットで調べてくれました。

通院をはじめてから1年に2回、かなり真面目に継続してきました。もうあれから14年も続けていたのですね。

朝早くに家を出て、3時間くらいかけてクリニックへ。治療をしてもらいまた3時間かけて家に帰る。ほとんど1日がかりですが、電車に揺られていろいろなことに思いを巡らせるのもよいものです。

リンパ浮腫治療としては、クリニックに行ったときはリンパドレナージをしていただきますが、ふだんは弾性スリーブを着けているだけです。就寝のときは、「はずしていいですよ」と言

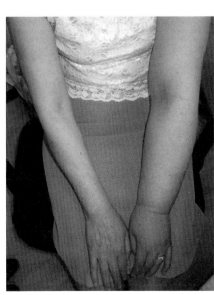

浮腫の出た初診時 2004 年の左腕。

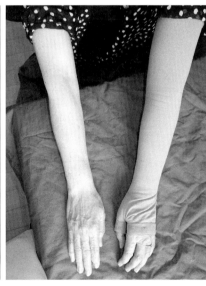

スリーブによる圧迫療法などにより改善、2018 年。

第1章 リンパ浮腫で悩まれる患者さんへ

第2章 リンパドレナージ・運動・弾性着衣

第3章 リンパ浮腫の基本的な知識

第4章 リンパ浮腫を予防する生活ガイド

第5章 リンパ浮腫を改善するセルフケア

事例 わたしが病後に気をつけていること

われているのですが、わたしは入浴時以外はほとんど着けっぱなしです。だって、朝起きて着けるのもめんどうですから（笑）。

クリニックのスタッフにリンパドレナージをしてもらいながら、「ちゃんと覚えて、おうちでもやってくださいね」と言われましたが、返事だけで実はやっていません。よくよくめんどうくさがりやなのかしらね。

リンパ浮腫の患者さんは、よく蜂窩織炎を起こすと聞きますが、私はいちども炎症を起こしたことがないので、のんきなのかもしれません。

弾性スリーブを着けるようになってからどんどん効果が現れ、はじめはLサイズを着用していたのですが1年でMサイズ、いまはSサイズを着けています。左右の腕の太さにほとんど差はありません。つくづく継続は力なりだと思うのです。

卓球とバドミントンを週1回ずつ

いくらめんどうくさいと言っても、体を動かすことは気持ちいいものです。右利きですからラケットは右手で持ちますが、左腕にもよい運動になっていると思います。サークル仲間と体を動かした後はお食事会などで盛り上がったりしています。

仲間といっしょに何かすることは楽しいですね。以前、ウォーキングをしていたこともあるのですが、ひとりでやることはつまらないです。仲間がいて、いっしょに楽しむことが最高なのです。

卓球やバドミントンのサークルがない日は、ブラブラと歩きながら買い物などしています。買うものがなくても出かけていきます。知り合いと出会ったら1時間くらいおしゃべりをして、買うものがなかったはずなのに、たくさん買って帰ったりしています。

食事は、息子が野菜好きなので野菜をたくさん食べていますが、肉や魚を控えているわけではなく、食べたい物は食べたいだけ食べています。甘いもの、とくにショートケーキなど大好きで毎日のように食べています。ビールもちょっとだけ飲みます。

弓道二段、書道八段

子どものころ身体が弱かったため、体育の授業は小学5年生まで見学でした。6年生になりやっと体育の授業を受けられるようになりましたが、本格的に運動をするようになったのは高校生になってからです。

弓道部に所属し、学校が力を入れていたせいかインターハイで九州にも行

かせてもらいました。高校生時代のよい思い出です。

　ほかには、父の影響で子どものころから書道をやっています。仕事をしていたときは一時中断していましたが、退職してから再び先生に付いて書道を始めました。現在八段です。書道は運動ではありませんが、姿勢を正して精神統一をして向かうという意味では運動以上に精力を使います。緊張感と上手に書けたときの満足感もたまりません。ですから、年賀状は表裏ともにすべて手書きで筆で書いています。100枚以上書いていた時期もありましたが、いまは70枚くらい。手書きはいいものですよ、宛名の人のことを思い浮かべながら1枚1枚心を込めて書いています。

　喜寿（77歳）で年賀状を70枚も書くの？　と驚かれたことがありました。「手書きでよくそんな枚数を書けるわね」ということ以上に、「70枚も書くお知り合いがいるのね」という驚きのほうが大きいようです。この年齢でも多くの方との交流があるということと、卓球やバドミントンなどの運動をしていることが健康でいられる秘訣かもしれません。いま、リンパ浮腫で悩んでいる方にも、ぜひ運動を続けて、多くの人々との交流を通して楽しくセルフケアを続けてほしいと思います。先輩からのアドバイスかしら？

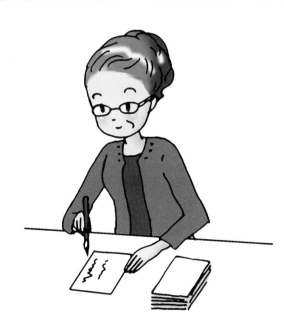

第1章　リンパ浮腫で悩まれる患者さんへ

第2章　リンパドレナージ・運動・弾性着衣

第3章　リンパ浮腫の基本的な知識

第4章　リンパ浮腫を予防する生活ガイド

第5章　リンパ浮腫を改善するセルフケア

事例　わたしが病後に気をつけていること

ケース3
Cさん
（女性・57歳）

リンパ浮腫とのつき合い方は、無理をしない生活

父親の介護がきっかけでリンパ浮腫が発症したCさん。いまは肉体的にも精神的にも、無理をしない生活がいちばんと思っています。

患者さんのプロフィール

家　　　族　夫
病　　　歴　左脚リンパ浮腫
　　　　　　子宮体がんによる
　　　　　　子宮全摘＋卵巣全摘＋リンパ
　　　　　　節郭清
術後の期間　約13年経過

父の介護が引き金になる

　44歳のときに子宮体がんが見つかり、子宮と卵巣の全摘、リンパ節郭清をしました。手術後に抗がん剤治療や放射線治療を受けていないので、後遺症や副作用に悩まされることはなかったのですが、リンパ節郭清をした人はリンパ浮腫になりやすい、という話を聞いていたのでしばらくは不安がありました。

　がんの手術後、実父が転倒・骨折から要介護状態となり、母はだいぶ前に他界しているので長女のわたしが同居

介護をすることになったのです。大柄な男性の要介護者を自宅で介護するのはとても大変で、夫の協力はありましたが、心身ともに疲労が重なっていきました。

　父の状態が悪化し、わたしの健康状態もあまりよくなかったためか、介護老人保健施設を経て特別養護老人ホームに入所することができたのですが、キーパーソンであるわたしは心も身体も休まる暇がなく、ストレスも大きかったと思います。

　2014年に父は86歳で亡くなり、それを待っていたかのように、わたしのリンパ浮腫が発症しました。がんの手術後7年が経過していました。

　もしかしたら、介護中も多少のむくみはあったのかもしれないけれど、それどころじゃなくて見落としていたのかもしれません。

治療を始めて

夫がインターネットなどで治療のできる病院を探してくれ、女医さんで先生自身もリンパ浮腫をもっているクリニックが見つかり、そこにしばらく通うことにしました。女性の先生だし、ご自身も患者さんなので気持ちがわかってくれるのでは？　という夫の配慮と、自宅から比較的近かったからです。

先生の「これは一生治りませんよ」と言うことばにショックを受けましたが、一生つき合うことを受け入れるしかないので、患部に弾性包帯を巻く治療をはじめました。弾性包帯を毎日9本も巻くのですから、それは大変です。巻き方も、きつかったりゆるかったりで、巻き直すのもまた大変。包帯を巻きながら悲しくなってきます。こんなこと一生続けなくてはならないのかと思うと泣きたくなりますよね。精神的にも、まいってしまいました。

先生のご都合でクリニックを閉院することになったとき、ほかの病院を紹介してくれましたが、気軽に通えるところではなかったので、夫が新しくクリニックを探してくれました。本当に頼りになる人です（笑）。

転院して2〜3カ月は毎週通っていたのですが、いまは月に1回、リンパドレナージの治療を受けています。弾性包帯もストッキングに替えて着装しています。包帯よりはずっと楽です。決して安いものではないけれど、6カ月に1回、2足ずつ健康保険の適用になりますので購入して使っています。

いちど、破損してしまったことがありましたが、使用したものは返品交換ができないので自分で縫ったことがありました。

弾性ストッキングは就寝時以外は、ずっと着装しています。これを履いていないとちょっと不安で、歩くことができないような気がするのです。

主治医から言われるのは
「太ってはいけません」

転院先のクリニックで「あと5キロ、体重を落としてください」と言われたときは「えーっ！5キロ？？？」と驚きました。とくに好き嫌いもなく、お酒も好きなわたしにやせられるのかしら？　これは大変です。「やせる」といって思いつくのは、食事と運動ですが、ハードな運動はできません。食べることを見直さないといけないのでしょうか。

はじめは「置き換えダイエット」なども試してみました。最初は効果があったのですが、近ごろではあまり効果を感じません。

第1章 リンパ浮腫で悩まれる患者さんへ

第2章 リンパドレナージ・運動・弾性着衣

第3章 リンパ浮腫の基本的な知識

第4章 リンパ浮腫を予防する生活ガイド

第5章 リンパ浮腫を改善するセルフケア

事例 わたしが病後に気をつけていること

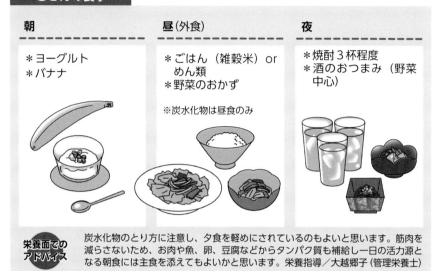

Cさんの食事

朝

＊ヨーグルト
＊バナナ

昼（外食）

＊ごはん（雑穀米）or
　めん類
＊野菜のおかず

※炭水化物は昼食のみ

夜

＊焼酎3杯程度
＊酒のおつまみ（野菜
　中心）

**栄養面での
アドバイス**
炭水化物のとり方に注意し、夕食を軽めにされているのもよいと思います。筋肉を
減らさないため、お肉や魚、卵、豆腐などからタンパク質も補給し一日の活力源と
なる朝食には主食を添えてもよいかと思います。栄養指導／大越郷子（管理栄養士）

　炭水化物は雑穀米やめん類を昼食で
とるようにして夕飯は軽めにしました。
お酒も好きなのですがカロリーが気に
なるので焼酎を飲んでいます。全体的
に野菜中心のメニューが多いですね。
がんの手術のあと腸閉塞を起こしたこ
とがあったので、食物繊維の多いもの、
キノコやワカメなどはあまり食べませ
ん。

　あとはウォーキングで、摂取したカ
ロリーをせっせと消費することです。
1日に1時間くらいは歩くでしょうか。
がんばった甲斐があって、半年で5キ
ロやせることができました。リンパ浮
腫はやせると改善されるってホントな

んですね。

　そのころ、夫も健康診断の数値が気
になりだしたので、いっしょのダイエ
ットメニューで健康管理をしました。
わたしは焼酎だけれどγ-GTPの数値
が高い彼はノンアルコールです（笑）。
健康管理は現在も進行中で、夫の検査
結果もだいぶ改善されてきました。

　いくら管理が必要でも、がまんの連
続では楽しみがありません。ときには
外食も外呑みもしますし、友人とラン
チもします。そんなときは、管理は気
にせず美味しいものは美味しくいただ
くようにしています。ただし、次の日
は少し意識してひかえるように……何

ごともバランスですね。

婦人物の靴が履きたい

　左足に女性物の靴が履けなくなったころ、26センチの夫の運動靴を履いていたことがありました。右には詰め物をしてズタズタと歩くのも悲しいですね。わたしは一生こんな運動靴を履くしかないのかしらと思うと涙が出てきます。自分の履けなくなった靴を見るたびに何度も「捨てちゃおうかな」と思ったのですが、「いつかまた、この靴が履けるように」と思い直し、がんばってダイエットに励み、成功したときは「やった！」と思いました。いまは、病気をする前のサイズよりちょっと大きいけれど立派に婦人物の靴が履けます。

無理をしない

　ウォーキング以外には、週に1回ヨガに通っています。でも週1回ぐらいのヨガではやせることはできないでしょう。軽めのストレッチ程度ですから。やはりウォーキングがいちばん手軽で毎日できる運動ですね。20分くらい歩いて、疲れたら電車に乗って帰るというように、無理をしない程度に動くといいと思うのです。

　旅行なども行きたいので、「無理を

しない」という原則に従って、1泊2日程度の旅行にときどき出かけます。気の合う友人と近場の温泉で「女子会」を楽しんでいます。それでも疲れることがあるので、帰ってきたら十分に休息をとることを心がけています。

　無理はしないと思っていますが、わたしもまだ50代なので機会があれば仕事もしたいと思っています。フルで働くことはむずかしいけれど、できる範囲で仕事ができたらいいと思っています。

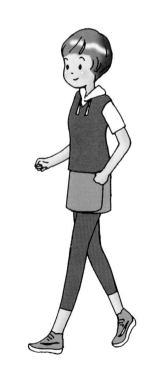

第1章 リンパ浮腫で悩まれる患者さんへ

第2章 リンパドレナージ・運動・弾性着衣

第3章 リンパ浮腫の基本的な知識

第4章 リンパ浮腫を予防する生活ガイド

第5章 リンパ浮腫を改善するセルフケア

事例 わたしが病後に気をつけていること

●著者・監修
廣田 彰男（ひろた あきお）

医療法人社団 広田内科クリニック理事長。1981年東邦大学医学部第3内科講師、88年東京労災病院
第三内科部長ほか。2002年広田内科クリニック開業。日本リンパ浮腫学会名誉理事長。

●著者（運動指導）
高倉 保幸（たかくら やすゆき）

埼玉医科大学保健医療学部理学療法学科教授、理学療法士、博士（保健医療学）。1984癌研究会附属
病院（現がん研有明病院）勤務、2007埼玉医科大学教授。日本がんリハビリテーション研究会副理事長
などの活動。

●協力：松田悦子：看護師、リンパドレナージセラピスト
　　　　原田千帆：あん摩マッサージ指圧師、リンパドレナージセラピスト
　　　　木下信子：看護師、リンパドレナージセラピスト
　　　　佐藤有香　（埼玉医科大学保健医療学部理学療法学科）
　　　　大塚　梢　（埼玉医科大学かわごえクリニック　リハビリテーション科）

編集協力／株式会社耕事務所　**執筆協力**／野口久美子　関みなみ
カバーデザイン／上筋英彌（アップライン）　**撮影**／細谷忠彦
本文デザイン／納富恵子（スタジオトラミーケ）　**イラスト**／小林裕美子　山下幸子

◆再発・悪化を防ぐ　安心ガイドシリーズ

リンパ浮腫 病後のセルフケアと運動

令和2年7月20日　第1刷発行

著　　者　廣田 彰男／高倉 保幸
発 行 者　東島 俊一
発 行 所　**株式会社 法 研**
　　　　　東京都中央区銀座1-10-1（〒104-8104）
　　　　　電話 03（3562）3611（代表）
　　　　　http://www.sociohealth.co.jp
印刷・製本　研友社印刷株式会社

0102

小社は㈱法研を核に「SOCIO HEALTH GROUP」を構成し、
相互のネットワークにより、"社会保障及び健康に関する情報
の社会的価値創造"を事業領域としています。その一環とし
ての小社の出版事業にご注目ください。